古代名医真假疑似病案赏析

策 划　盛增秀全国名老中医药专家传承工作室

主 编　盛增秀　江凌圳

U0308813

中国中医药出版社

·北 京·

图书在版编目（CIP）数据

古代名医真假疑似病案赏析 / 盛增秀，江凌圳主编 . —北京：中国中医药出版社，2017.7

ISBN 978 – 7 – 5132 – 4349 – 0

Ⅰ . ①古… Ⅱ . ①盛… ②江… Ⅲ . ①医案—汇编—中国—古代 Ⅳ . ① R249.1

中国版本图书馆 CIP 数据核字（2017）第 165882 号

中国中医药出版社出版

北京市朝阳区北三环东路 28 号易亨大厦 16 层

邮政编码 100013

传真 010 64405750

山东百润本色印刷有限公司印刷

各地新华书店经销

开本 880×1230 1/32 印张 6.75 字数 67 千字

2017 年 7 月第 1 版 2017 年 7 月第 1 次印刷

书号 ISBN 978 – 7 – 5132 – 4349 – 0

定价 29.00 元

网址 www.cptcm.com

社 长 热 线 010–64405720

购 书 热 线 010–89535836

侵 权 打 假 010–64405753

微信服务号 zgzyycbs

微商城网址 https://kdt.im/LIdUGr

官 方 微 博 http://e.weibo.com/cptcm

天猫旗舰店网址 https://zgzyycbs.tmall.com

如有印装质量问题请与本社出版部联系（010 64405510）

内容提要

　　医案是中医学百花园中的奇葩，章太炎曾说："中医之成绩，医案最著。欲求前人之经验心得，医案最有线索可寻，循此钻研，事半功倍。"的确，医案是历代医家活生生的临证记录，最能反映各家的学术特长和临床经验，特别是古代名医诊治真假疑似病证的案例，对临床辨惑释疑，提高鉴别诊断的能力，更有重要指导作用和参考价值。为此，在浩如烟海的古代医案中，精选出百余则典型案例编帙成书，分真寒假热、真热假寒、虚证似实、实证似虚四大部分，结合编者的学习体会和实践经验，予以精当的评析和发挥。本书实用价值较高，适合广大中医、中西医结合人员和中医爱好者阅读。

古代名医真假疑似病案赏析

策　　划　盛增秀全国名老中医药专家传承工作室

主　　编　盛增秀　江凌圳

副 主 编　余丹凤　庄爱文

编　　委　（以姓氏笔画为序）

　　　　　王文绒　庄爱文　江凌圳

　　　　　余丹凤　盛增秀

学术秘书　王文绒

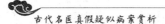

编写说明

中医药学是我国传统文化中的璀璨明珠，医案又是中医学百花园中的奇葩，历代医家对医案有极高的评价，如《重刊续名医类案·序》曰："医之有案，如史之有传。"清代医家周学海说得更为贴切："宋以后医书，唯医案最好看，不似注释古书之多穿凿也。每部医案中，必有一生最得力处，潜心研究，最能汲取众家之长。"的确，医案是历代医家活生生的临证记录，最能反映各医家的临床经验，对临证有着重要指导意义和实用价值。这里尤其值得一提的是，认真阅读和研究古代名家诊治真假疑似病证的案例，对临证辨惑释疑，增强诊断特别是鉴别诊断的能力，以提高疗效，无疑有着极大的启发和帮助。有鉴于此，我们特从卷帙浩瀚的古代医案文献中精选出百余则典型案例，分真寒假热、真热假寒、虚证似实、实证似虚四大部分，结合我们的学习体会和实践经验，予以评析。

在疾病特别是危重病证发展过程中，有时可出现与疾病本质相反的假象，《黄帝内经》早有"重阴必阳，重阳必阴""寒极生热，热极生寒"的明训，《医宗必读》也有"大实有羸状""至虚有盛候"的记载。历代医家对于真假疑似病证的辨别多有论述，如明代张介宾在其著作《景岳全书·脉神章》中指出："真实假虚之候，非曰必无，如寒邪内伤，或食停气滞，而心腹急痛，以致脉道沉伏，或促或结一证，此以邪闭经络而然，脉虽若虚，而必有痛胀等症可据者，是诚假虚之脉，本非虚也，又若四肢厥逆，或恶风怯寒，而脉见滑数一证，此由热极生寒，外虽若虚，而内有烦热便结等症可据者，是诚假虚之病，本非虚也。大抵假虚之证，只此二条。若有是实脉，而无是实证，即假实脉也；有是实证，而无是实脉，即假实证也，知假知真，即知所从舍矣。近见有治伤寒者，每以阴脉作伏脉，不知伏脉之体，虽细虽微，亦必隐隐有力，亦必明明有证，岂容任意胡猜测，以草菅人命哉！仁者必不然也。"戴天章《广瘟疫论·辨似》以疫病为例，尝谓："所谓实证似虚者，即以表证论之，头痛、发热，邪在表也，其脉当浮，证当无汗而反自汗，脉无力，用发表药，身反疼痛，则似虚证矣。医者惑于多自汗，而误用桂枝汤者有之；惑于脉无力，而引仲景太阳篇发热恶寒，脉微弱为无阳，而误用建中汤者有之；惑于身疼痛，而引仲景若不瘥，身体疼痛，当温其里，误用四逆汤者有之。不知此等证，在时疫皆为在表，乃实证之似虚者也。其自汗者，乃疫热自里蒸出于表，非表虚也。其脉无力者，热主散漫，散漫则脉软，非比寒主收敛而脉紧也。其身反疼痛者，伏邪自里而渐出于表，非比阳虚不任发表也。故曰此表证之实证似虚者也。又以半表半里论之，寒热往来，胸胁满，邪在半表半里也，其脉当弦，其口当渴，而有脉反沉，口不渴者，则似寒证矣。医者惑于脉沉，而以胸胁满为太阴，口不渴为内寒，而误用理中者有之，不知此等证，在时疫皆为半表半里，乃热证之似寒者也。其脉沉者，乃疫邪伏在募原而未出表，故脉不浮，非阳虚也。其不渴者，邪未传变，未入胃腑，故不能消水，非内寒也。故曰此半表半里之热证似寒者也。又以里证论之，口燥咽干不得卧，邪在里也，其脉当滑，其身当热，其便当结，（按：滑当作洪。经云：滑者阴气有余也。主痰饮、宿食、吐逆诸症。洪为气血燔灼之候，主烦、主咽干，表里俱热，二便涩，伤寒阳明经病。）而脉反沉微弱涩，身反四逆厥冷，大便反自利，则全似虚冷矣。医者惑于脉之沉微弱涩，而误用参、芪者有之；惑于四肢厥冷，而误用桂、附者有之；惑于自利，而误用参、术、干姜者有之。不知此等证，在时疫皆为在里，乃里热之似寒者也，里实之似虚者也。其脉沉微弱涩，乃邪热结于肠胃，气不达于营卫也。其身反厥冷者，邪热结于里，结于下，气不达于外，通于上也。其自利者，乃热结旁流也。故曰此里证之实证似虚，热证似寒者也。总之时疫为热因，与风寒之寒因大异，故脉证虽有似虚、似寒之时，而一辨其为时疫，则属邪自外至，邪气盛则实，大都反见虚寒假象，不可为所惑也。所谓虚证似实者，即以表证论之，头痛，发热，身疼痛，自汗，脉浮大，邪在表也，而屡用表散清凉药，不唯不减，其证转甚者，非药力之不到，乃正气不能传药力以达表，阴液不能随阳气以作汗也，此疫邪在表时，虚证之似实者也。治法气虚者加参、芪于表药即汗；阴虚者加润剂于表药亦汗。若不知其气血两亏，而宣表不已，势必暴厥而成脱证矣。更以半表半里论之，胸胁痛，耳聋，呕吐如疟状，脉弦，邪在半表半里也，而屡用和解消导药，不唯不减，其症更加者，非药力之不到，乃中焦脾胃伤而气不运，肝木伤而火燥逆也。此疫邪在半表半里时，虚证之似实者也。治法必合四君、六君于和解药中，合四物于清解药中，始能战汗而解。若更消导清解不已，必至胃气绝而死。更以里证论之，舌苔黄黑裂燥芒刺，胸腹胁脐硬痛，大小便闭，六脉数大，邪在里也。而屡用攻利药，或总不得利，或利后而闭更甚，非药力之不峻，乃正气不能传送肠胃，血液不能滋润肠胃也。此疫邪传里时，虚证之似实者也。气虚者助气以资传送，血枯者养阴以藉濡滑，气行津化，方得通利，此虚证之似实者也。若不知其为正气亏竭而恣意攻利，必昏沉厥脱而死。总之药不中病，则伤正气，伤其下则正气浮越而上逆，伤其中则正气解散而外张。故脉证虽有似实似热之时，而询知其来路，若由治之太过者，即属气从内夺，正气夺则虚，故临证不可不慎也。"

以上诸家之论，堪称言简意赅，切中肯綮，读后获益良多。当然，还需要我们结合具体案例予以仔细分析体悟。

总之，医案是中医文献中的瑰宝，其中辨别真假疑似病证的医案，更是宝中之宝，我们可以从中吸取其精华，引以为鉴，这对于提高临床诊治水平，有重要的作用。这就是我们编写本书的动机和目的。

限于水平，书中错误和不足之处在所难免，敬请读者批评指正。

盛增秀

2016 年 6 月 8 日

目录

古代名医真假疑似病案实析

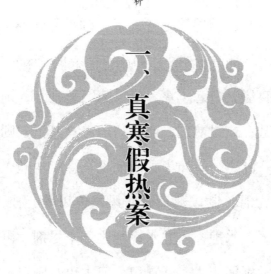

一、真寒假热案

【例1】一妇年三十余，十八胎九殇八夭。复因惊过甚，遂昏昏不省人事，口唇舌皆疮，或至封喉，下部白带如注，如此四十余日。或时少醒，至欲自缢，自悲不堪。或投凉剂解其上，则下部疾愈甚；或投热剂，或以汤药熏蒸其下，则热晕欲绝。脉之，始知为亡阳证也。急以盐煮大附子九钱为君，制以薄荷、防风，佐以姜、桂、芎、归之属，水煎，入井水冷与之。未尽剂，鼾睡通宵，觉则能识人。众讶曰：何术也？医曰：方书有之，假对假，真对真尔。上乃假热，故以假冷之药从之；下乃真冷，故以真热之药反之，斯上下和，而病解矣。续后再服调元气药，乃生二子。

续后又病疟一年，亦主以养元气，待饮食大进，然后劫以毒药，吐下块物甚多，投附子汤三钱而愈。(《石山医案》)

评析：本例为下真寒上假热的格阳之证。"口唇舌皆疮"，乃格阳于上之假热也；"下部白带如注"，是肾阳虚甚，带脉失固也。案中虽未点出具体脉象，只云："脉之，亡阳证也。"推想可能系沉微之脉。"假对假"是指热药冷服，即"热因寒用"应对上之假热；"真对真"，是指重用附子峻热之品以回下部阳亡之真寒。药后果病解矣。

【例 2】表弟方健甫内，五十岁，辛丑患血崩，诸药罔效。壬寅八月，身热体痛，头晕涕出，吐痰少食，众作火治，辗转发热，绝粒数日。余诊之曰：脾胃久虚，过服寒药，中病未已，寒病复起。遂用八味丸料一服，翌早遂索粥数匙。再服食倍，热减痛止，乃服八味丸而愈。癸卯秋，因劳役忧怒，甲辰夏病复作，胸饱发热，脊痛腰疼，神气怫郁，或作内伤，或作中暑，崩血便血，烦渴引饮，粒米不进，昏愦时作，脉洪大，按之微弱。此无根之火，内虚寒而外假热也。以十全大补加附子一剂，遂食粥三四匙，崩血渐减。日服八味丸，始得痊愈。(《校注妇人良方》)

　　评析：本例系妇人血崩，伴见身热体痛，辗转发热，烦渴引饮，昏愦时作，貌似热证，于是众医均作火热论治，以致寒药败胃，病情益剧。薛己根据患者误服寒凉药物的病史，更细察脉象，认为“此无根之火，内虚寒而外假热也”。一般来说，洪大之脉，多属火热之证，如《伤寒论》之白虎汤证即是。但按之微弱，则是虚寒之明征，也是病理症结之所在。据此，薛氏遂投八味丸、十全大补加附子温补之剂，竟得痊愈。如此复杂病情，辨证一寒一热，大相径庭；投剂一凉一温，判若天壤，其成败的关键，全在识得其中寒热真假，仰仗于医者之学识和经验耳。

【例3】李东垣治一人，目赤，烦渴引饮，脉七八至，按之则散，此无根之脉。用姜、附加人参服之，愈。(《名医类案》)

评析：目赤，烦渴引饮，脉七八至，看似阳热之证。唯东垣凭脉按之散，认定为无根之脉，遂用姜、附加人参。以方测证，颇类虚阳浮越的戴阳证。盖散脉乃脉来涣散不聚，《脉诀汇辨》谓其"散为本伤，见则危殆"。戴同父又云："散为肾败之征。""肾脉本沉，而散脉按之不可得见，是先天资始根本绝也。"又脉贵有根，有根者，《脉诀理玄秘要》说得十分贴切："盖人有尺脉，谓有元气，犹树之有根。"由是观之，本例脉散，尺脉已离散无根，显属肾阳式微，虚阳浮越，即《脉镜》所谓"阳虚不敛"之危象。姜、附、人参，乃四逆加人参汤意，功擅回阳救逆，故投之辄效。

【例4】石开晓病伤风咳嗽，未尝发热，自觉急迫欲死，呼吸不能相续，求余诊之。余见其头面赤红，躁扰不歇，脉亦豁大而空。谓曰：此症颇奇，全似伤寒戴阳证，何以伤风小恙亦有之？

急宜用人参、附子等药温补下元，收回阳气，不然子丑时一身大汗，脱阳而死矣。渠不以为然，及日落，阳不用事，愈慌乱不能少支，忙服前药，服后稍宁片刻，又为床侧添同寝一人，逼出其汗如雨，再用一剂，汗止身安，咳嗽俱不作。询其所由，云连服麻黄药四剂，遂尔躁急欲死。然后知伤风亦有戴阳证，与伤寒无别。总因其人平素下虚，是以真阳易于上越耳。(《寓意草》)

评析：戴阳一证，其病机为下焦虚寒，阳气浮越于上，反见面红目赤、躁扰不宁等症状，其脉多沉微或浮大而空。本例见症，与此正合。故用回阳救急、引火归原的参附汤加味而化险为夷。原案胡卣臣评曰："戴阳一证，剖析精详，有功来学。"确为至当之语。

【例5】辨徐国祯伤寒疑难急症治验：徐国祯伤寒六七日，身热目赤，索水到前复置不饮，异常大躁，将门牖洞启，身卧地上，辗转不快，更求入井。一医汹汹，急以承气与服。余诊其脉，洪大无伦，重按无力。谓曰：此用人参、附子、干姜之证，奈何认为下证耶？医曰：身热目赤，有余之邪躁急若此，再以人参、附子、干姜服之，逾垣上屋矣。余曰：阳欲暴脱，外显假热，内有真寒，以姜、附投之，尚恐不胜回阳之任，况敢以纯阴之药重劫其阳乎？观其得水不欲咽，情已大露，岂水尚不欲咽，而反可咽大黄、芒硝乎？天气燠蒸，必有大雨，此证顷刻一身大汗，不可救矣。且既认大热为阳证，则下之必成结胸，更可虑也。唯用姜、附，所谓补中有发，并可以散邪退热，一举两得，至稳至当之法，何可致疑？

吾在此久坐，如有差误，吾任其咎。于是以附子、干姜各五钱，人参三钱，甘草二钱，煎成冷服，服后寒战，戛齿有声，以重绵和头覆之，缩手不肯与诊，阳微之状始著。再与前药一剂，微汗热退而安。(《寓意草》)

评析：本案针对前医的质疑，喻嘉言层层剖析，说理透彻，揭示了真寒假热的病理症结所在，以及用四逆加人参汤的道理，并力肩其任曰："如有差误，吾任其咎。"药后患者果假象消弥，真象毕露，继服原方一剂，并采取热药冷服的方法，其病霍然而愈。足见喻氏能在扑朔迷离之际，透过假象抓住本质而治，诚非学验俱丰的老手不能为之。史称喻氏"治疗多奇中，才辩纵横"(《清史稿》)，确非过誉。

【例6】徽友汪君，甫病危，时值余肩舆过其门，伊翁见，邀至堂云：小儿病已不起，身如冰铁，唯胸前尚热，衣棺俱备，第父子之情，不忍即敛，敢乞为细诊以诀之，倘有生机，即公之再造也。余按六脉皆不应指，按至骨两尺微微隐于筋骨之间。余曰：祗此是生机也，然此候是阴证似阳，必误投凉药所致，谓之阴厥，非参附不能回阳返本，如尝用过温热之药，则不可救矣。翁曰：先服过山栀、芩、连等剂，未曾用参、附也。余曰：得之矣。法用大附子五钱，人参五钱，干姜一钱，白术一钱，肉桂五分，留一剂而别。余嘱翁曰：令子服药后，手足温，六脉起，则生，不则无济矣。余又为邻人邀诊，诊毕正调剂间，翁叩首阶下云：公乃恩星，救小儿复生，手足已温，六脉已起。余复诊，六脉果起，手足果温，眸子豁动，即微言先生救我。余曰：无虑，君有生机矣。翁曰：小儿赖公再造，洵有夙缘，前查五星，判七月六日午时，恩星进宫，仇星出宫，过午不回，则无生气矣。今时日正应，公真恩星也。余笑曰：郎君原有救星，假余之手耳。又进养荣健脾剂，计七服而渐有起色。斯有命有救，俱非偶然，难逃乎数也。故纪之。（《两都医案》）

评析：本例阴证厥逆，前医投山栀、芩、连等剂，可见必有假热症状，案中虽未载述，可想而知。倪士奇氏（《两都医案》作者）通过仔细审察，诊断为"阴证似阳"。病情虽已至"衣棺俱备"，却认为仍有挽救之望，其辨证的着眼点在于"两尺微微隐于筋骨之间"。盖尺脉以候肾，尺脉未绝，表明命根尚存，诚如《难经·十四难》所说："上部无脉，下部有脉，虽困无能为害。所以然者，譬如人之有尺，树之有根，枝叶虽枯槁，根本将自生。脉有根本，人有元气，故知不死。"当此濒危之际，倪氏急投参、附、姜、术、肉桂等品，拯救脾肾阳气，得以挽救，如此杰作，洵非老手不办。

【例7】吴文哉真寒假热：休邑吴文哉，伤寒发躁，面赤足冷，时时索水不能饮，且手扬足踯，难以候脉。五六人制之就诊，则脉大而无伦，按之如无。余曰：浮大沉小，阴证似阳，谓之阴躁，非附子理中汤不可。伊弟日休曰：不用柴胡、承气，不用三黄、石膏，反用热剂耶？余曰：内真寒而外假热，服温补犹救十中之七。日休卜之吉，乃用人参四钱，熟附一钱，白术二钱，干姜一钱，

甘草八分，煎成冷服之。甫一时许，而狂躁少定，数剂而神清气爽。(《里中医案》)

评析：本例"阴证似阳"，其辨别的关键在于面赤足冷，索水不能饮，扬手踯足，脉大无伦，按之如无。凭脉参症，其为"戴阳""格阳"无疑。方用附子理中汤温补阳气，且热药冷服，以防药物格拒，此即"热因寒用"之法，妙义甚深。

【例8】吕惟斗翁令眷，住居仪真，癸亥正月初旬，余自真州发郡，路遇令婿黄苍润兄价，执帖相招。至诊其脉，细数近疾，重取全无，舌卷焦黑，齿垢枯黄，卧床去被，露胸取凉。问其病源，初二日开窗梳头受寒，前医用麻黄汤发汗，汗出后即烦躁，因而又用石膏白虎汤，遂致如此。

口索冷水，复不能咽，而房内又设火三炉。余曰：病人如此怕热，何须置火？家人答以主母平素畏寒，日常所设。余曰：若此乃阴极似阳，亡阳脱证。辞不治。其时朱姓生翁在座，力嘱用药，勉以四逆加猪胆汁汤主之。生附子三钱，干姜二钱，人参三钱，甘草一钱，人尿、猪胆汁各五匙，煎成灌下一半，而人即昏沉不能咽。约一时许回苏，已离魂至江口，醒云扬州医生药好，复索余药。服后熟寐，次日回阳，齿舌润滑，如常畏寒矣。继用理中生脉汤十数剂而愈。(《素圃医案》)

评析：《黄帝内经》有曰："重阴必阳，重阳必阴。"是指疾病发展到极点，可向相反的方向转变，"寒极生热，热极生寒"，即属此类。试观本例，症见舌卷焦黑，齿垢枯黄，卧床去被，露胸取凉，一派火热之象，然则素圃氏据其病史，特别是误用方药的经过，结合"其脉细数近疾，重按全无"及"口索冷水，复不能咽"，辨证为"阴极似阳，亡阳脱证"，乃用四逆辈热因寒用，回阳救脱而获效。如斯寒热真假、虚实疑似的重症危疾得以挽救，若非熟谙临床、经验宏富的老手，断难有此作为。

【例9】全椒胡子任寓王东木兄宅，二月上旬，舟中受寒，即中阴经。王兄知医，自以桂枝、姜、附治之。暂减，因无发热头痛，病者漫不为意，饮食不节，酒肉无忌，致邪不解。如此半月，坐食时忽不能起立，遂困卧于床，渐变神昏谬妄，舌黑而干。迎医治疗，不识寒邪入里，食满胃中，误以舌干谬妄，认为前服热药所致。因身有红影，遂作斑狂。初用生地黄、玄参、麦冬、石膏、升麻、黄连，不效。益加犀角、大黄，如斯三日，大便不动，而病愈笃。前医自逊不辨何证，易余诊视。脉则一息二至，似雀啄之象，症则舌干而黑，身痛不能转侧，口不能言，余辞不治。因告之曰：此水极似土，《内经》亢则害之证也。今舌干不渴，阴也。脉只二至，阴也。谬妄声低，乃为郑声，阴也。身重痛，不能转侧，阴也。夜则谵妄，日则但寐，阴也。身有疹影，乃寒极于内，逼阳于外，阴斑也。具此六阴，其舌干黑者，乃寒极于下，逼阳于上，假热也。因一假热而弃六阴，悖谬殆甚。王兄力嘱，勉用附子人参茯苓四逆汤，五日脉起三至，身轻能言，稍有生机，至六日真阳欲绝，夜汗三身，遂肉瞤筋惕，脉脱亡阳，乃苦寒结阴，大便冷秘，竟成脏结，药难下

膈，又延六日而殒。前方于长舌干齿燥，用四逆汤而愈。以此证之，诚误治也。存为舌鉴。(《素圃医案》)

评析：神昏谬妄，舌黑而干，欲作斑狂，酷似热入营血之证，故前医投清营凉血之剂。然药后病情反剧。素圃氏据其舌干不渴，脉只二至，谬妄声低，认为系阴寒所为。至于身有疹影，乃寒极于内，逼阳于外使然，属阴斑之证。一言以蔽之，寒是真寒，热是假热。用参附汤、四逆汤回阳祛寒，病情虽稍有起色，无奈病已濒危至此，终于不起。

【例10】余青岩广文令眷，年近三十，夏初得时疫伤寒，初起不恶寒，但发热身痛目赤。用败毒散，二日微汗，而热不退。延至六七日，身发稠密赤斑，狂乱谵语，声变北音，发则不识人，似属阳明热证，但脉细如丝而弦紧，口虽干而不渴。有议用凉膈化斑者，余以脉为主，作时疫阴斑亡阳危证，幸程至飞团弘春，定议佥同。主以真武理中合剂，重用参附者五日，阳回斑散，始克有生。此余致恭同道冢媳，因自如医，故弗疑而治效也。(《素圃医案》)

评析：前贤对热病中出现斑疹病位的认识，一般将发斑归咎于阳明（胃），发疹归咎于太阴（肺）。又清代医家陆九芝尝谓："从来神昏，皆属胃家。"根据患者症状，酷似"阳明热证"。但素圃据其"脉细如丝而弦紧，口虽干而不渴"，辨证为"阴斑亡阳危证"，故主以真武理中合剂，重用参附使之转危为安。如此真寒假热之证，若临证不加细辨，被假象所惑而妄投清热泻下之剂，犹如落井投石，促其死也。

【例11】伤寒六七日，发热烦躁，面赤如妆。诊其脉，左浮弦兼涩，右寸独大，关尺虚微。此阴盛格阳，外显假热，内伏真寒也。用参阳理中汤。(《马氏医案并附祁案王案》)

评析：本例亦凭脉而断为"阴盛格阳"的真寒假热证。诚然，临床辨证须四诊合参，但也不能否定，在错综复杂特别是危重病证中，脉诊往往是辨证和判断预后的关键所系，这一点必须引起高度重视。

【例12】伤寒四五日，两脉微虚，神气昏乱，躁烦不宁，时欲得水，复置不饮，弃衣而走，勇力倍于平时，言语狂妄，不避亲疏，知为群阴格阳欲脱，外显假热，内伏真寒也。人参理中汤。（《马氏医案并附祁案王案》）

评析:《素问·至真要大论》说:"诸躁狂越皆属于火。"《难经·二十难》曰:"重阳者狂。"然本例"两脉微虚"，医者以此为据，认为狂躁乃疾病之真象，遂断为"群阴格阳"之真寒假热证。以人参理中汤温补阳气为治。此等真假疑似病证，若非仔细审察，辨识不清，误投药剂，祸不旋踵矣。

【例13】七月初一日，用晦以室人病相邀，同黄晦木至语溪。用晦言室人病可缓治，业师徐五宜先生之长君，伤寒危甚，须即往，子为我救之，我已致之业师矣。顷之有人来言，病者晚来狂叫，晕去五六次，早起一晕竟绝，医不必往也。用晦为之痛惜。予问病来几日？云九日矣。予又问胸尚热否？曰胸但不冷耳。予语用晦曰：可救也。急趋用晦同晦木往视之。至则僵尸在床，口鼻无气，面色青黯，口噤，目闭，手撒，独唇色紫黑。予笑谓晦木曰：此人不死，阴虚证，误服白虎所致耳。切其脉，两尺尚在。时旁观者皆笑予妄。遂取人参一两，熟地二两，炮姜五钱。浓煎汤，挖而灌之。尽剂，口开面色转红，不及一时，大叫冷甚，连以热汤饮之，即发壮热，通身淋漓汗下而苏矣。此晚腹胀不便，予曰：无忧也。大汗之后，虚不能出耳。再饮药一钟即得解。次日，其尊人五宜先生来曰：诸病悉除，但多妄言怒骂，如有鬼神驱之者，先生将何以教之？予为之调治数日不得间，因就宿其家，至夜半诊其脉曰：虚至此乎。复以大剂附子理中建中投之。数日而愈。病热至九日，则其舌必黑，而脉之洪数无伦可知。斯时即以参地养其阴，何至阳无所附，而狂叫晕绝哉！犹幸胸尚不冷，则知阳分未尽，尚得起死回生耳。彼始焉，杂用风燥以亡其阴，继焉，纵加霜雪以亡其阳，遂使虽有明哲，亦只袖手以视，而莫可施其回挽者。盖不知其几也，有活人之心者，尚其于此等案中，细加参究，将自不致有操刀之患矣。(《四明医案》)

评析：狂叫，多见于实热之证，故前医认为阳明经热而用白虎，其实本例原系阴寒之证，误投寒凉，不啻雪上加霜，以致"僵尸在床，口鼻无气，面色青黯，口噤，手撒，唇色紫黑"种种危象，由是而作。高鼓峰氏（《四明医案》作者）以其"两尺尚在"，如树之有根，枝叶虽败，犹有救治之望，故急投温补固脱之剂，力挽狂澜于既倒，遂使患者绝处逢生。寒热之真假，岂可不细辨乎？

【例14】房庠王以道，元气素怯，每应岁考用苦功，积劳致疾，至冬弥渐大热，泪出遂凝，目赤面黯，扬手袒胸，气息沉沉几绝，脉洪大鼓指，按之如无，舌燥扪之如刺，此内真寒外假热也。即先服十全大补汤。余曰：既饮此汤，其脉当敛为善。少顷熟睡，良久醒而恶寒增衣，脉顿敛，微细如丝，此真寒现也。余以人参一两，熟附三钱，水煎顿服而安。夜间脉复脱，余以人参二两，熟附五钱，脉仍复。后以大剂参、附、归、术、炙草等药而安。

疏曰：此案似肾寒水泛之证，八味、七味为宜，然而云元气素弱，又积劳致疾，又气息沉沉几绝，是元气更急于肾阴矣，故以十全大补进之。至虚火一息，元气复随火而欲脱，此时非大进参、附何以追复？即十全大补之气血两补无益矣！此从阴从阳，从气从血，先后缓急之大关键也。或曰既知元气欲脱，何不即进大剂参、芪以挽之，而必先进十全两补之品，何也？曰：此案虽知其元气欲脱，然在初时，阴气亦欲绝矣。只有孤阳在外，若不独补其阴，则阳无所附而孤阳更亢，欲复此孤阳，以阳根何可得耶。其后纯现阳微症，则纯补其阳而已，若杂用阴药，则凝滞而不能骤充其阳气，故不用也。观夫愈后调补，亦只用参、附、术、草补气之品为主，即带有血药，不过当归之辛润者而已，不用地黄之沉滞，其意可见。（《薛案辨疏》）

评析：本例辨证，关键在于脉象。大热、目赤、扬手袒胸、舌燥如刺，酷似火热之证。然"脉洪大鼓指，按之如无"，继则"微细如丝"，虚寒欲脱之证显然，故薛氏断定为"内真寒外假热"，连投重剂参附汤而挽垂危于顷刻。唯大医能从扑朔迷离中辨明真假，去伪存真，此案值得再三品味。

【例15】族弟倬人热证发狂治验：予族倬人弟病热证，六七日不解，口渴，便秘，发狂，逾墙上屋，赤身驰骤，势如奔马，谵妄时不绝口，骂詈不避亲疏，覆盖尽去，不欲近衣，如是者五日矣。时予以岁试自莒上归，尚未抵岸，傔人曰：救人星到矣。予婶母问是谁？傔人曰：云峰大兄回来也。顷之予果至，举家及诸亲友，咸以为奇，为述于予。予视之良久，见其面若无神，两目瞪视，而其言动，甚是壮劲有力。意以胃中热甚，上乘于心，心为热冒，故神昏而言动狂妄。不然何口渴便秘，而白虎、凉膈等症悉具耶？及诊其脉，豁大无伦，而重按则空。验其舌黄上加黑，而滋润不燥，始知其症系阴盛于内，逼阳于外，故壮劲有力，而见症如此，乃外假热而内真寒者也。因思其于予将至而先知之者，乃阳气大亏，神不守舍，而其飞越之元神先遇予于未至之前也。遂以养荣汤加附子，倍枣仁、五味、白芍，浓煎与之，一剂狂妄悉除，神疲力倦，齁齁熟睡，周时方寤，寤则渴止食进而便通矣。继用补中益气加白芍、五味调理而痊。(《潜邨医案》)

　　评析：热病发狂，其病机颇似邪入心包，神明受扰使然。但患者面若无神，脉象豁大无伦，重按则空，苔润不燥，据此医者诊断为"外假热而内真寒"，药用温补养心之剂而获捷效。由是观之，真寒假热之证，不仅可见于内伤杂病，更可出现于外感热病之中，临床当仔细审察，庶几无误。

　　【例16】竹溪吴长人疫证临危治验：丙申三月中，吴长人家染疫证，其父死于是，其叔死于是，其弟媳亦死于是，一家之中至长人而将四矣！时予以封翁沈舜友病滞竹墩，其仲弟卜予于星士，钱令闻甚吉，因延诊之，其症身大热口大渴，唇皮焦裂，两目赤色，两颧娇红，语言谬妄，神思昏沉，手冷过肘，足冷过膝，其舌黑滑而胖，其脉洪大而空。诊毕伊邻丁勖宸问曰：此病尚有可救否？予曰：病非无可救，但非参附不救耳。勖宸曰：昨医欲用白虎，今日乃用参附，一炭一冰，何其大相悬绝乎？予曰：此证与白虎证相似而实相反，乃真假之所由分，即生死之所由判，辨之不可不晰也者。此证外虽热而内则寒，其名曰格阳。格阳者，阴盛于内而阳格于外也，上虽热而下则寒，又名曰戴阳。戴阳者，阴盛于下而阳戴于上也。所以其身虽壮热如烙，而不离覆盖；其口虽大渴引饮，而不耐寒凉；其面色虽红却娇嫩而游移不定；其舌苔虽黑却浮胖而滋润不枯。

如果属白虎，则更未有四肢厥冷而上过乎肘，下过乎膝，六脉洪大而浮取无伦，沉取无根者也。昨幸不用白虎耳，一用白虎立毙矣！遂以大剂八味饮加人参，浓煎数碗，持冷与饮，诸症乃瘥。继以理中加附子，六君加归芍，各数剂，调理而愈。(《潜邨医案》)

评析：本例为典型的真寒假热证，其对"戴阳""格阳"的分析，堪称语语中的，读了犹如醍醐灌顶，使人彻悟。我们认为其辨证关键在于舌黑滑而胖，脉洪大而空，纵有种种假热之征象，凭其舌脉，乃能拨开迷雾，豁然开朗，识得病证之本质，庶免以假乱真，造成治疗上的错误。本案值得细读。

【例17】长兴朱讷亭继母热证治验：长兴朱讷亭继母，病热证，胸口痞闷，眼赤羞明，遍身疮肿，大便燥结，小水痛涩，闻声则惕然而惊。医者咸作火治，所用方药，皆解毒清火导赤，服至十余剂，火势益甚，以至饮食不进，昼夜不寐，病势转剧，延予诊视。其脉浮分鼓指，沉则缓大，两关尤洪软而迟，乃知其外证悉属假火也。因语讷翁曰：据所见症，本皆属火，揆所用药，本多对症，但正治而不应，则非从治不可也。乃以参附养荣汤予之。时议论纷纭，谓药与症反，恐不可服。讷翁就予商之，予曰：芩连桂附两者冰炭，一或误投，死生立判，若见之不的，岂容轻试耶？盖此证本为忧虑所伤，以致三阴亏损，又为寒凉所迫，以致虚火游行，所以冲于上则两目赤涩，流于下则二便艰难，乘于外则遍身疮肿，塞于中则胸膈痞闷，盖其标虽似实热，而其本则甚虚寒。若果系实热，则何以闻响则惊，且何以寒凉频进而火势反甚耶？讷翁遂取药立煎与饮，下咽后即得卧，卧至五鼓，大叫饿甚，自寅及巳，连进稀粥三次，大便润而小水长，闻响不惊，诸症悉退。仍用原方去附子，守服十余剂，而眼赤疮肿悉愈。(《潜邨医案》)

评析：本例上下内外俱见实热征象，前医投寒凉清火之剂，热势益甚。杨乘六氏(《潜邨医案》作者)以脉之"浮分鼓指，沉则缓大，两关洪软而迟"为据，乃知其"外症悉属假火""标虽似实热，而其本则甚虚寒"，处方用药一反寒凉而投温热，诸症悉退。案云："芩连桂附，两者冰炭，一或误投，死生立判。"岂可不慎！

【**例 18**】潜口汪允文兄，家仁夫兄之婿也。甲子年六月十六日，肩舆诣小馆索诊。云得一中暑之证，自十三日起，医疑感冒，用防风、柴胡表散之药不应，手足冷，背更冷，医人又疑是疟，用柴胡、青皮、花粉、麦冬、贝母之类。服此一剂，则加呕吐，胸膈胀满，茶水不能进，口内冷气出。又更一医，亦用麦冬、贝母、娄蓣、砂仁等物，亦不效。十五日，特延某先生，云是中暑用香薷饮，服此更不安，时而发热，热时头顶痛，口渴，呕吐，腰痛。余观其形色，一片惨黑之气，诊其脉，轻按浮洪数大，重按细如丝。余惊曰：此中寒，非中暑也。奈何用香薷诸药，急欲与附子理中汤，其意尚未深信，权与六君子，重加姜桂，用参一钱五分。且告之曰：权服此药，俟胸膈稍宽为验，下午奉看，再加附子可也。下午便道在潜口，往视之，云服药后不作呕，胸膈稍宽，可少进粥汤，仍发热。余仍与药一剂，欲加附子，病人谓如此热极口渴之甚，附子宜稍缓。余曰：是则自误也，此是内真寒，故外显假热，服此热自退，口反不渴。既已误服凉润药矣，若犹不信用温暖，将有性命之忧。因系至知至亲，情谊关切，故谆谆奉劝。若认症不真，必不勉强误事，然认症既真，而不加苦劝以致误事，则于心又不忍也。病人婉言用轻些，余曰可。方内写附子三分，而余已暗投生附一钱二分，再四谆嘱而别。是时渠宅中合门众人会酌于某处，闻余用参、附、姜、桂等药，群相诽议。内有一初习医者，更多议论，谓如此暑月热天，此病不过是时令暑病，如何便用肉桂、附子，纷议不已。于中独有叔上兄素信余，知此药必不妄投，夜往劝之服，病人烦躁必不服。次早余又嘱肇唐舍侄往候之，并劝其服前药。肇唐乃其内弟也，如余言往劝之，病人又见夜来甚安，服前姜桂药口渴反稍减，始肯服。服后热果退，口全不渴，而粥食稍多，胸膈宽其大半，始信余言为不谬。遂日与前药，用附子一钱二分，桂一钱，参、芪各三钱，白术一钱，半夏八分，陈皮、炮姜各七分，炙甘草三分，服半月而愈。(《医验录》)

评析：中暑、中寒，原非一途，寒热有殊。患者病发夏日，症见发热、头痛、口渴、呕吐，与中暑颇相类似，无怪前医悉用解暑养液之剂，其病愈甚。后医细诊其脉，轻按浮洪数大，重按细如丝，遂诊断为中寒，乃内真寒外假热之证。意欲用附子理中汤，无奈病者尚未深信，他医亦纷议不已，乃谆谆奉劝，力排众议，坚用桂、附等温热之剂，药中鹄的，病乃告愈。如此真假疑似病证，若不细心诊察，辨疑释惑，极易误诊误治，后果不堪设想。

【例19】癸亥年七月二十二日，文杏舍侄忽腹痛呕吐，其家谓是气恼停滞。余为诊之，大惊骇曰：此中阴中之极凶证也。急用理中汤，加丁香，用熟附子一钱五分，人参三钱。奈寒格不入，药下即吐。是夜连进三剂，俱照前药，约吐去二剂，只好一剂到肚。次日早饭时，头面目珠俱血红，口舌干燥之极，浑身壮热，唯脚下冷、腰痛。其家疑是附子太多，致火起。余曰：若三剂，共四钱五分附子俱到腹，此症不出矣。总因吐去，到腹无多，故显此症耳。此所谓戴阳证也。唯阴证之极，故反似阳。若接今日名医至，彼必认为一团火邪。此一语投机，信用寒凉，一剂下咽，立刻毙矣。前药用熟附子无力，须生附子方有效，否则少刻烦躁之极，大汗一身而死矣。余急用生川附二钱五分，人参五钱，干姜二钱，白术一钱五分，丁香八分，炙甘草三分，黄芪三钱。煎成，加童便半钟，令温服，服毕不吐。照前药续进一剂，共用生附五钱，人参一两。二剂俱服毕，而头面目珠赤色尽退，一身俱凉，脚下方温，反叫舌麻，背恶寒，阴寒之象始见。次日遂下利，日夜利二三十行。此后每一昼夜，用药三剂，俱同前理中四逆之类。每剂用熟附二钱，参四钱，共计每日用附子六钱，人参一两二钱。至第六日，利止知饿，骤食硬粥三茶钟，忽又食复矣，又呕吐，冷汗如水。恐汗出暴脱，延迪翁商之，药已

极顶，再无可加，唯用灸法，于关元气海穴，各
灸五壮。汗渐敛，复进前药，加吴萸，呕吐又
止。又复下利三日，仍复隔七八日后，方渐吃薄
粥汤，渐加粥食。附子由六钱减至四钱，由四钱
减至二钱。参由一两二钱减至八钱，由八钱减至
六钱，渐减至二三钱。服一月而起。共计服附子
二十四两，人参二斤。然非如此用药，万无生理
矣。(《医验录》)

评析：本例医者诊断为真寒假热证，方用理
中四逆辈，几经周折，方获转机，后灸药并施，
终告痊愈。观其用药，大有深意，特别是附子、
人参用量特重，前后几诊，共服附子二十四两，
人参二斤，方使沉疴得起，危疾得救。前贤有云：
"有是证即用是药。"我们认为似可补加一句："有

是证即用是量。"方称全面，未识然否？

【例20】阊门龚孝维，患热病，忽手足拘挛，呻吟不断，瞀乱昏迷，延余诊视，脉微而躁，肤冷汗出，阳将脱矣。急处以参附方。亲戚满座，谓大暑之时，热病方剧，力屏不用。其兄素信余，违众服之，身稍安。明日更进一剂，渐苏能言，余乃处以消暑养阴之方而愈。(《洄溪医案》)

评析：夏天暑气盛行，人感受暑邪，多病暑温、暑热、暑湿等病，一般以热证居多。本例洄溪先生据其"脉微而躁，肤冷汗出"，诊断为"阳将脱"之危证，急处以参附汤回阳救逆。众人皆以为"大暑之时，热病方剧，力屏不用"，此拘泥于时令发病，误寒为热故也。所幸患者之兄坚信徐氏之方，违众服之，竟获卓效。可见临床遇真假疑似病证，不仅有赖医者的正确诊断和治疗，而且还需要病家的密切配合，这样才有利于疾病的康复。

【例21】毛履和之子介堂，暑病热极，大汗不止，脉微肢冷，面赤气短，医者仍作热证治。余曰：此即刻亡阳矣，急进参附以回其阳。其祖有难色。余曰：辱在相好，故不忍坐视，亦岂有不自信而尝试之理，死则愿甘偿命。乃勉饮之。一剂而汗止，身温得寐，更易以方，不十日而起。同时东山许心一之孙伦五，病形无异，余亦以参附进，举室皆疑骇，其外舅席际飞笃信余，力主用之，亦一剂而复。但此证乃热病所变，因热甚汗出而阳亡，苟非脉微足冷，汗出舌润，则仍是

热证，误用即死，死者甚多，伤心惨目。此等方非有实见，不可试也。(《洄溪医案》)

评析：病发暑天，症见热极、大汗、面赤，貌似暑温之白虎汤证，无怪乎医者作热证治。然仔细审察，患者兼见脉微肢冷，徐氏遂断定是"亡阳"之证，故用参附回阳救逆，霍然取效。案中说："此证乃热病所变，因热甚汗出而阳亡，苟非脉微足冷，汗出舌润，则仍是热证。"点出了真寒假热的辨证要点。温病学派翘楚王士雄按曰："舌润二字，最宜切记。"确为阅历有得之见，不可草草读过。

【例22】杨乘六治一人病疫，大热大渴，唇焦目赤，两颧娇红，语言谬妄，神思昏沉，手冷过肘，足冷过膝，其舌黑滑而胖，其脉洪大而空。曰：此戴阳证也。外热内寒，虽身热如烙，不离覆盖；口渴引饮，不耐寒凉；面色虽红，却娇嫩而游移不定；舌苔虽黑，却浮胖而滋润不枯。证类白虎，然白虎证未有厥冷上过肘、下过膝者。遂以大剂八味饮加人参浓煎数碗，探冷与服，诸症乃退。继以理中、附子、六君、归芍，调理而愈。先有用白虎者，幸未服之。(《续名医类案》)

评析：本案对寒热真假，辨别详尽，尤其是"虽身热如烙，不离覆盖；口渴引饮，不耐寒凉；面色虽红，却妖嫩而游移不定；舌苔虽黑，却浮胖而滋润不枯"等语，确是切中肯綮，对临床很有指导作用。

【例23】李北川仲夏患腹痛吐泻，两手足扪之则热，按之则冷外假热，内真寒之证。其脉轻诊则浮大，重诊则微细外假热，内真寒之脉。此阴寒之证也，急服附子理中汤，不应，仍服至四剂而愈。(《续名医类案》)

评析：切诊为四诊之一，它包括脉诊和按(触)诊两种检查方法。本例即凭医者手和指端的感觉，对病人体表某些部位进行触摸按压，达到辨别真假疑似，从而得出正确的诊断。言虽简而意甚深，足资借鉴。

【例24】王金宪公宜人，产后因沐浴，发热呕恶，渴欲饮冷水瓜果，谵语若狂，饮食不进。体素丰厚不受补，医用清凉，热增剧。石山诊之，六脉浮大洪数。曰：产后暴损气血，孤阳外浮，内真寒而外假热，宜大补气血。与八珍汤加炮姜八分，热减大半。病人自知素不宜参、芪，不肯再服。过一日，复大热如火，复与前剂，潜加参、芪、炮姜，连进二三服，热退身凉而愈。(《古今医案按》)

评析：清代医家俞震曾对此案作过评议，曰："病由沐浴而发热呕恶，渴欲饮冷，狂谵不食，人必以伤寒视之。及用清凉而热增剧，茫无把握矣。况脉洪数，用滋阴易，用参、姜难也。乃投八珍，热减大半。停参、芪一日，复热如火，则病宜温补，不宜凉散，始得显然耳。"分析了真假疑似证情之难辨，处方用药之不易。极是。

【例 25】黄寓凡学兄证似风热而实真阳大亏：

黄寓凡学兄，馆与予居比邻，知其体质外实内虚，痰多食少，病将作矣。一日在馆中，微发热，咳嗽，自以为风邪而服表散，痰嗽转甚，面赤且咽痛，痰中带血，忽然头眩颠仆，后行走常恐倾跌，脉浮取洪大，沉取豁然。予曰：见痰休治痰，见血休治血，今所见诸病，乃假热真寒，宜求之以其属。议用附桂八味加减为剂，其乃弟鹤溪学兄亦以为然，再饮而病已。(《赤崖医案》)

评析：本例初见发热、咳嗽，颇类风热客表，肺卫受伤之证，清解风热似可用之，然药后热势更甚，复见面赤、咽痛、痰中带血等症，说明未能切中病理症结。汪赤崖氏根据"脉浮取洪大，沉取豁然"，认为假热真寒之证，并遵《素问·至真要大论》"诸寒之而热者取之阴，热之而寒者取之阳，所谓求其属也"之训，改投附桂八味而获桴鼓之效。"见痰休治痰，见血休治血"，乃治病求本之谓也。

【例26】巴滨上翁阴盛格阳似疟非疟：巴滨上翁，八旬外尚能生子，禀受异人，平日唯多痰火。偶因如君病，忧思辛苦，一日忽然寒战，又即发热烦躁，时气候已凉，翁单衣尚不能耐，正有思坐卧泥井中之状，脉弦大而疾，重取空虚，诸令嗣欲作疟治，予执不可，曰：此乃阴盛格阳，真元欲脱之象，宜用四逆汤加人参，为对症之方。温服一剂而平，三剂而病旋已。(《赤崖医案》)

评析：辨疑似，识真假，是临证紧要之处，

也是衡量医者技术高低的重要标准。本例发热烦躁，虽天时已凉，却单衣尚不能耐，欲卧泥井之中，貌似阳热极盛之证，然则脉象"重取空虚"，汪赤厓氏舍症从脉，不为假象所惑，抓住病理本质，断为"阴盛格阳，真元欲脱"之真寒假热证，径投回阳救逆之剂，拯危证于顷刻，足见其识力和医术非同凡响，值得称道。

【例27】毕峻功翁令政戴阳自汗烦躁：毕峻功翁令政，年将五旬，六月腰背酸痛，寒后微热，次日行动如故，又次日午后忽面赤自汗，烦躁异常，脉洪大无伦。此其病得之畏暑贪凉，而为寒所袭，故先见寒热诸症，今则逼阳于外，而为戴阳之候。不急温补镇摄，则顷刻暴脱矣。乃舍时从症，重用人参、附子、炮姜、炙甘草、五味子，

候冷，少加童便，服一剂而宁静，脉已有神，再进一剂，遂愈。(《赤厓医案》)

评析:《灵枢·论疾诊尺》云:"四时之变，寒暑之胜，重阴必阳，重阳必阴。故阴主寒，阳主热。故寒甚则热，热甚则寒。故曰寒生热，热生寒，此阴阳之变也。"本例农历六月患感，演变为面赤、烦躁等症状，酷似阳热之证。汪氏细察病因病史，更以"脉洪大无伦"为据，诊断为阴盛格阳之戴阳重症，即内真寒外假热之候，且有"暴脱"之虑，故舍时从症，急投回阳固脱之方，并采取热药凉服以防格拒，遂霍然取效。此等医案，对治疗危重病证颇有启迪，最值得细玩。

【例28】余治长孙次璠大母舅姓阳字秀弼眼

痛小便淋沥案：眼病多属水亏，治此最忌辛燥；淋沥多属湿热，治此亦忌辛燥。阅尽古今医书，本无两症齐发，可竟敢用辛热辛燥，以致极而不可解者。独不思书本有热不远热之语，岂若区区盲瞽涉猎浅识，望门枉断，而竟指热即热而不深求，指寒即寒而不细究，以视人命等若草芥哉？岁乾隆丙戌，余孙母舅秉体素阴，病偏见阳，上则虚火夹痰上溢，而眼焮赤浮肿而痛；下则阴凝冷结膀胱，而致尿滴如血；中则饮食不思，时见呕恶。一片虚寒，上实下虚。但上本非真实，下虚又有寒痼，医者见此，并不按此审真，统曰属火。有何究竟实火如何？虚火如何？真热如何？假热又如何乎？讵知真热真火皆见口渴，此则口不作渴，反恶茶水；真热真火症见能食，此则饮食不思，而反味淡而吐；真热真火五心皆热，此则手足皆逆，厥过肘膝；真火真热脉必有力，此则润滑无力，浑是中寒之极。上下二便，尽皆假热之象耳。当即进用姜、附、苓、半与服，则上虚火俱已反本归宅而目愈，下之阴寒凝结得附与桂冻解而尿长，一举两得，实为千古奇事，而却被医无知所笑。世有探本寻源，谅不以余言为河汉云。(《锦芳太史医案求真初编》)

评析：本例寒热虚实之真假殊难辨识，经锦芳细察症状，析之曰："真热真火皆见口渴，此则口不作渴，反恶茶水；真热真火症见能食，此则饮食不思，而反味淡而吐；真火真热五心皆热，此则手足皆逆，厥过肘膝；真火真热脉必有力，此则润滑无力，浑是中寒之极。"通过分析对比，寒热之真假，昭然若揭。原案晁雯按曰："治病最宜小心，不可望门遥断，此病眼已赤，小便又见淋沥，若不细心比较，寒热何分？读此实是治所未有。"洵为至精至当之评。

【例29】同邑邹孝廉，因伤风小恙，误投表药，以致真阳脱出，浑身壮热如炽，神识昏迷，扬手掷足，脉微欲绝。予以大剂参芪术附，收归元阳，自晚达旦，连服四大剂，脉症如故，令再服不可歇手。主家见病未少减，疑药不中病，唯预谋后事而已。予以症非不治，坐视迁延误毙，于心不安。遂径入病人卧所，聊即易明之理晓之曰：请诸君听我一言，我自昨宵用药四剂，未曾易方，如补药无过人参，众所共知，予已用过三钱三分，误则必至身热烦躁，今何如乎？应曰：身热烦躁，比昨似减些须。黄芪、白术，补气药也，亦众所共知者，予已用过四两有奇，误则必至气喘不宁，今何如乎？应曰：呼吸似觉调匀。至于附子、炮姜，热药无过于是者，予已用过附子三两，炮姜一两五钱，误则必至大渴饮冷，面红唇裂，今何如乎？应曰：服药后竟未索饮。由斯而论，种种皆在退象，非药不对症，乃药不胜病。速宜接服，无堕前功。俄而溺色变赤，予告之曰：此阴气化出，将愈之兆，非短涩者比。俄而痰中带有血块，予告之曰：阴火最易动血，尝有吐血倾盆，非参附不能止者，俱无足异。幸伊内戚至，见予为主治，催令急进前药。服后果酣睡，至晚醒来，神志清爽。见家人环聚，问胡为者，家人语以病状，及予施治之法，恍然如梦初觉。乃自叹曰：何一病至此，非余先生坐治，吾其为泉下物矣。予曰：尊体阳已归原，当用地黄封固，以收全功可也。是役也，症本显而易见，而一番委曲周旋，两夜一日，唯恐谗口啾啾，半途而废，实费苦心。名耶利耶，业斯术者，责有攸归焉耳。(《尚友堂医案》)

评析：壮热如炽，神识昏迷，扬手踯足，颇似热邪干扰心包，神明紊乱之象。而方略氏(《尚友堂医案》作者)据"脉微欲绝"，判断为"真阳欲脱"，急予大剂回阳救脱、引火归原之剂，不料其病未减，以致病家产生困惑，疑药不中病。面对此情此景，方氏详询药后病情的变化，并晓之以理，以释病家之困惑，坚信不疑的续守原法，几经周折，遂收全功。案云："非药不对症，乃药不胜病。"为临床权衡用药剂量提供了启示。又说："名耶利耶，业斯述者，责有攸归焉耳。"乃关乎医德之金玉良言。

【例30】陈南圃先生，由京归里，舟泊浒湾，忽觉浑身麻痹，自服灵宝如意丸，得稍安，日西浑身大热，谵语无伦。昏夜邀视，见其面色如妆朱红，热势沸腾，脉虽鼓指，重按全无，上身躁扰，下半僵冷，知为肾气素虚，真阳浮越肌表，恐其战汗不止，藩篱洞开，势必飞越而亡。宜用表里先后救援之法。因处大剂真武汤与之，坐镇北方，以安肾气。饮毕，复预煎黄芪二两，附子二两，五味、龙骨、牡蛎各五钱，沉香、肉桂各一钱，此畜鱼置介之法，以救既散之阳。后药方煎，人事已清。亥刻果然浑身战栗，魄汗不止，叉手冒心。即将预煎之药，亟为啜尽，俾得战止汗收。盖未绝之阳，先已安堵，而既散之阳，复

以驷追。千金之身，救援有数，诚非偶然。重服养荣汤而健。(《得心集医案》)

评析：浑身大热，谵语无伦，面赤如妆，一派热势沸腾之象。谢星焕氏(《得心集医案》作者)如何识得热是假热，实是假实？其凭症是"脉虽鼓指，重按全无，上身躁扰，下半僵冷"，遂辨证为"肾气素虚，真阳浮越肌表"。首用真武汤温肾散寒，继用桂附峻补元阳，复加介类镇摄阳气，方得战汗而解。善后以人参养荣汤收功。用药井然有序，值得效法。

【例31】许晴霁室人，患伤风咳嗽，诸医投以疏风清肺之药，渐至潮热口渴，尚不知误，更以柴、葛、知母、花粉之属进之，遂变面红目赤，舌刺无津，渴汗齐来，谵语无次。余临其帷，视之骇怖。固知其阳已戴于上也。而前医本所素信，忽忽复至，惘惘一视，尚谓传经热证，急取雪水服之。盖仅知其上热，而不知其下寒也，知其脉洪，而不知其大空也。因令煎龙眼汤斤许，遂疏八味汤合生脉散，是晚进药不辍。次早复视，俾无根飞越孤阳，才得退藏于穴。复追进附桂理阴煎，数十剂痊愈。（《得心集医案》）

评析：此为戴阳之证。前医误在"仅知其上热，而不知其下寒也；知其脉洪，而不知其大空也"。误诊势必误治。仲景有谓："一逆尚引日，再逆促命期。"所好本例尚属"一逆"，故急投温补之剂取效，幸甚。

【例 32】陈甫三内人，洒淅恶寒，倏忽潮热。时值夏初，疫症流行。余诊其脉，缓大而空，舌白苔滑，又询其素有肠风便血，经不及期，且外虽肥盛，内实不足，察脉审症，知中气大虚，病从饮食劳倦中来，乃外耗于卫，内夺于营之证。与东垣益气汤托里散邪之法，畏不敢服。更医谓是疫邪初起，当服达原饮，服后大热谵语。又见大便不通，更与大柴胡汤，连进二剂，症变热炽躁扰，张目不眠，谵语发狂，且甚有力。医见其表里皆热，更疏白虎合承气一方。甫三素与余契，药虽煎成，疑未敢服，就正于余。余视其目红面赤，乱言无伦，及诊脉下指洪大，按指索然，此五脏空虚，血气离守之验。是日午刻，以人参养荣汤武火急煎，药才下咽，时忽咬齿，两手撮空。余甚怵惕。盖昆仑飞焰，挽救弗及，旁怨莫解。但审症既真，自当极力处治。时方申刻，又将原方四倍，加入附子二两，入釜急煎，逾时服毕，谵语未息，而发狂少止，似寐非寐，与粥一杯，大呕稠痰，其色青碧，是又不得不先救胃阳。戌刻，复煎附桂理中一剂，药未下咽，寒战咬牙，肉瞤筋惕，此假热一去，真寒便生之应也，只恐油汗一出，孤阳立越，幸药已备，亟与进服。亥刻果汗厥齐来，又与理中一剂，遂得安眠，片刻汗收肢温。复与粥饮不呕，差喜阴阳两交，胃气稍苏，余亦安睡。次早视之，阳已不戴，脉亦有根，然昏迷困惫，犹言见鬼，目尚赤，口尚干，此阴火未熄，虚阳未返，津液未生，神魂未敛，以归脾汤吞八味丸。数日喜获生全。但口苦少寐，与归脾汤加山栀、丹皮，大便已闭十五日，至此始得一通。盖胃气素虚，仓廪空乏，经血不荣之故。更与十全大补汤，服半月方健。愈后，窃自笑昔吴又可先生治温疫热邪内盛，一日三变，急证急攻之条，数日之法，一日行之。余今治虚寒真阳外越，一日三变，有急证急补之验，亦数日之法，一日行之。症治不同，用意则一。学者当于读书之余，亟将阴阳真假之辨，逆从反正之法，殚力追寻，极穷其奥，日常闭目凝神，讨求至理，有如悬镜当空，妖魔悉显，庶几胸有定见，不为假症所惑，于以扶危拯溺，救世之慈航也。(《得心集医案》)

评析：本案对病情变化，治疗过程，细细道来，层层剖析，旨在去其假象，识其真相。真相毕露，治疗亦拨乱反正，终收良效。案云："学者当于读书之余，亟将阴阳真假之辨，逆从反正之法，殚力追寻，极穷其奥。"诚为医者南针，值得玩味再三。另外，案中还结合本例紧随病情变化，用药上不拘旧框，采取一日连投数剂的方法，并爱引吴又可《温疫论·急证急攻》"此一日之间，而有三变，数日之法，一日行之"的独特用药方法，以资佐证，这对临床治疗危重病证，很有参考价值。

【例33】熊惟谦，晚年举子，甫及半周，体肥面白，先患吐泻，医以二陈、藿香、扁豆之属，继加烦渴，更医进七味白术散，入口即吐，人事大困。请余视之。时静时扰，静时气急目闭，动时角弓反张，遍身如火，四肢独厥，唇红舌光，干燥之极，囟沉睛白，头项青筋累累。此乃阴阳虚竭，本属不治。熊君素知医理，曰：虽有灵丹，奈胃不能受，何？余曰：吾虑亦在此耳。因思此证外显假热，内本真寒，四肢发厥，元阳亦败，舌燥无津，元阴亦损。但救阴无速功，回阳宜急治，今格药不入，可见中寒已极，必得反佐向导之法，庶克有济。遂将人参白通加猪胆汁徐徐与服，入口不吐，乳食亦受，四肢渐和，余即回寓，仍嘱是夜再进一剂。熊君虑其胆汁苦寒，遂减胆汁，仍然吐出，因加日间所剩胆汁数滴，下咽即受。次早邀视，身体温和，舌已生苔，尚有微泄未除，连服八味地黄汤加花椒而愈。(《得心集医案》)

评析：本例系寒热错杂、阴阳两损之证。医者细究病情，认为热乃假热，内本真寒。本当阴阳两补，因虑及"救阴无速攻，回阳宜急治"，是以急投白通加猪胆汁汤，热因寒用，遂收阳回假热得退的奇效。

【例34】辛卯春，余客济南，有孙某患病月余，目赤唇裂，喉痛舌刺，吐血盈碗，症势颇危，前医用清火解毒之味，盖闻其人好服丹石，以为药毒迅发故也。迭饮不效，来延余诊。余切其脉，浮举似洪，沉按则细，知是命火外灾，无所归宿所致。用引火归原法，桂附八味丸加人参、牛膝为方，投剂辄应，数服而愈。(《诊余举隅录》)

评析：目赤唇裂，喉痛舌刺，吐血盈碗，一派火热之象，唯脉浮举似洪，沉按则细，据此医者断为外假热而内真寒，系下焦虚寒，格阳于上使然。用桂附八味引火归原而辄效。此属凭脉辨证的案例。

【例35】黄太尊两目红肿，大如鸡卵，眼眦极多，口唇焦红，烦躁不堪，病甚危，约诊视。其舌白滑润，知为真寒假热，戴阳之症，仿四逆理中辈大剂，一剂全消，唇变枯白，口亦不渴矣，后大补元阳而痊。(《雪雅堂医案》)

评析：本例诊断为真寒假热的戴阳证，其辨证的着眼点在于"舌白滑润"，以其能反映病证之本质，故舍症从舌而辨治。

【例36】常熟东门外叶泳泰布行一童子，名锦兰，年约十二三。吐泻止后，即就余诊。两尺皆伏，唯寸关脉浮，汗多气促。余曰：此症大有变局。进以和中分清芳香淡渗之品。至明日又邀余去诊。汗如珠下，面红目赤，肢厥脉伏，口中要饮井水、雪水，烦躁不休。余曰：此证阳已外脱，若认为热证，一服寒凉即死。若畏其死，即无法矣。病家人曰：听君所为，死不怨也。余曰：吾开方后，不可再请他医，因他医以余方为是，死则归罪于彼，若以余方为非，而更立一方，死则其罪愈不能辞。证既危险，死生不如余独肩其任。即以干姜一钱，附片一钱，肉桂八分，猪胆汁一钱，童便二两，三物先煎，将汁滤清，和入胆汁、童便，沸一二次冷服。此证本可用白通四逆加人尿、猪胆汁为是，因证已危险，故去参、草之甘缓，恐其夺姜、附之功，加以肉桂之辛，如猛将加以旗鼓，万军之中，以夺敌帜。不料时已在晡，胆汁、童便，俱无觅处。病家先以姜、附、桂三味煎而饮之，欲将胆汁、童便明晨再饮。余闻而大骇，即送字与其父。曰：姜、附、桂阳药，走而不收，一误犹可，胆汁、童便阴药，守而不走，再误不可，一服即死。明晨速即将原方照服，或可挽回万一。明晨果照方服一剂。至午，余又去诊之，汗止，口渴亦止，面目红色亦退，脉细如丝而已见。余曰：脉已微续，可无虑矣。即进四逆加人参、人尿。再一剂而病霍然。吾友曰：如此酷暑，十余岁小童，服如此热药，倘一挽回不转，其咎何辞。余曰：不然。为医者当济困扶危，死中求生，医之责也。若惧招怨尤，袖手旁观，巧避嫌疑，而开一平淡之方以塞责，不徒无以对病者，即清夜自问，能无抱惭衾影乎？

（《余听鸿医案》）

　　评析：本例凭症参脉，断为真寒假热之证，以白通加猪胆汁汤加减而收捷效。其对辨证用药的分析，句句在理，启发良多。案中所说："为医者当济困扶危，死中求生，医之责也。若惧招怨尤，袖手旁观，巧避嫌疑，而开一平淡之方以塞责，不徒无以对病者，即清夜自问，能无抱惭衾影乎？"余氏这一席话，与孙思邈"大医精诚""大医习业"堪称一脉相承，读后感人肺腑，不能不为其医德所折服。

　　【例37】冷浴误治转胀治验：范姓小娃，年七八岁，六月初间，至门前池塘浴冷水澡，逾二日，遂患身热，不思食，间或干呕，服表散药不效，更加胸前胀满，时作水响，大便不通，小便短赤，口生白泡，舌苔黄滑。欧某转方，用栀子、黄芩、连翘、滑石、薄荷之类，愈增困惫，手足掣动，欲作惊风，或时发笑。伊族叔因其大便不通，小便短赤，口生白泡，壮热不退，以为火证，用大承气下夺，大便通而复闭，更加睡后露睛，始将病状详细写明，求余医治。因思病起于浴冷水，且作干呕，胸腹胀满，不思饮食，明明寒气聚于中，格阳于上，故口生白泡，格阳于外，故壮热不退。发笑者，即冷气侵心之征。上焦阳气不能下降，故大小便俱不利。非姜附之辛热，驱除中焦盘踞之阴邪，阴阳何能升降？上下之窍，何能如常？于是用附子理中汤一剂后，大便即通，口中白泡即愈。连服二剂，胸腹胀满亦消，纳食亦旺，调养数日，即平复如初。（《萧评郭敬三医案》）

评析：本例原按云："此证断为格阳，是内真寒而外假热，故用姜附之辛热者，以通阳开路而愈。不为外症所眩，尤称杰作，真可传也。"评议允称恰当。

【例38】少阴真寒假热治验：范敖氏，体素孱弱，偶患咳嗽吐痰，少食怯风，牙床肿痛，口不能开。伊翁以为阳明胃火，用白虎汤，石膏用至二两之多，数剂转剧，延余往诊。脉微细而迟，乃少阴阴邪上逆，假热真寒之证，用真武汤加干姜、五味、细辛，一剂牙床肿痛即消，咳嗽亦减，连进数剂而愈。此病所现之证，似乎阳邪，而脉则微细虚迟，纯是少阴寒证，若不凭脉，必至误事，所谓舍证从脉也。(《萧评郭敬三医案》)

评析：牙床肿痛，多系胃火升腾，而本例脉微细而迟，显属下焦寒极，虚阳上越的真寒假热证，凭脉断病，活用经方，克奏肤功。

【例39】洪（三四），阴寒格阳，脉独疾而散，心胸热炽，面赤尤甚于两颧，烦渴干呕，胸闷，但欲寐，危期至速。勉拟热因热用之方，俾乃导火归原，庶有生机之望。

上肉桂五分　泡淡川附子一钱　茯苓一钱五分　淡干姜八分　熟半夏一钱五分　炙草四分　生白芍一钱五分（《也是山人医案》）

评析：阴盛格阳，见症酷似热甚，唯脉独疾而散，乃虚阳浮越之明征，于是舍症从脉，采取"热因热用"的反治法，意在导火归原，摄纳浮阳。

【例 40】旧仆闻金兆，童时病发热神昏，肢厥不语。自丙子年除月初，迄明年元宵，幼科百方治之而无效，请治于余。余奇其神昏发厥之症，而能延至四十日之久也。视之，倦卧向里，略无躁扰之象，按脉豁大而空，乃太阳、少阴两感之症，日久传入厥阴，外热里寒，热为假象，寒是真情，幸其头面无汗，有汗则早已亡阳而不可救矣。急与制熟附三钱，炮姜炭三钱，上肉桂一钱，党参三钱，白术一钱，甘草五分。覆杯即厥回神醒。其父狂喜，走告以状。余曰，未也。趋再饮之，不尔将复厥。其父半信半疑，奔而视之，果又厥矣。急煎第二剂饮之，乃复醒，不再厥。正气既回，托邪有权，汗出而热亦随退。以食养为

调理，月余而康。(《孟河费绳甫先生医案》)

评析：患儿发热神昏久延，且见"倦卧向里，略无躁扰之象，按脉豁大而空"，虚寒之证，昭然若揭，故投附子理中汤，效如桴鼓。若拘泥于小儿为"纯阳之体"，"发热神昏"是热证，不敢用大温大热之品，势必贻误病机，后果堪忧。案中说："外热里寒，热为假象，寒是真情。"确是点出了病变之真相，然要想做到这一点，谈何易哉！

【例41】方兆珍君令媳，年二十余，卧病经旬，服药多剂，而烦躁谵语，卒不能平，延予治之。见躁扰不安，妄言骂詈，欲食冷物，手冷，脉息沉弱，口虽渴而不能饮，唇虽焦而舌则润泽，且舌色不红，面色黄淡，身不发热，予谓此虚寒病也，殆寒凉发散太过乎？检阅前方，果皆芩、连、羌活、瓜蒌、海石之类。病家问既系寒病，何以烦躁欲食冷物，而谵语不能寐也？予应之曰：寒病有常有变，凡恶寒手冷，下利清谷，口中和，而不渴者，此其常也。若躁扰不安，欲卧冷地，欲食冷物，则其变也。何谓之变？以其寒病而反现热象也，其所以现此热象者。因阳气虚寒，龙雷之火浮越于外，古人所谓阴盛格阳，又曰内真寒而外假热之病也。治宜引火归原，否则凉药入口则立毙矣，乃与四逆汤，干姜、附子各二钱，加肉桂八分，党参、白术、熟地、枣仁、茯神各三钱，煎成冷服，果躁扰渐宁，接服一剂，能安睡矣，自是神安能食，不复骂詈。复以归芍六君子汤，调补数日而痊。（《丛桂草堂医案》）

　　评析：本案对真寒假热证的成因、症状、病机以问答形式，分析甚当，谓："寒病有常有变，凡恶寒手冷，下利清谷，口中和而不渴者，此其常见。若躁扰不安，欲卧冷地，欲食冷物，则其变也。何谓之变？以其寒病而反现热象也，其所以现此热象者，因阳气虚寒，龙雷之火浮越于外，古人所谓阴盛格阳，又曰内真寒而假热之病也。"如此析理，的确振聋发聩，令人叹为观止。

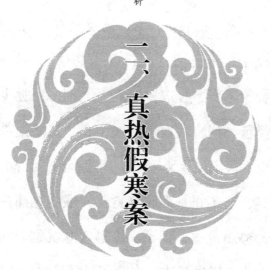

二、真热假寒案

【例1】热厥疑寒[四一]：埭溪吴君采尊正，平日血虚有火，初胎生一女，已及七岁，竟不再娠。万历戊午，经候两月不行以为受孕，不胜欣喜，忽然胸腹不爽，投以安胎养血之剂，反觉少腹作痛，经行如崩，去血多而痛不止，足膝逆冷，气短奄奄。医家又认为小产，用芎、归、元胡、姜、桂之类，血不止，而腹痛愈甚，喉咙燥痛，吞吐不便，势属危迫，延予。诊得六脉沉细而实，按之有力。议用炒黄连、白芍药、牡丹皮、天花粉、当归、黑山栀、山楂肉、阿胶等味，煎就，而君采以为清凉，狐疑未服。令兄君宁，庠士中之博学，且旁通医术，阅予之方，极口称赞，君采方

令徐徐吞下，次早喉腹之痛俱愈，足膝反温暖。后用芎、归、芍、参、苓、地黄、牡丹之类，调理而痊。(《陆氏三世医验》)

评析：足膝逆冷，气短奄奄，得之经行如崩，颇似虚寒之证，然投温补之剂，病反增剧，且六脉沉细而实，喉咙燥痛，其热象显然。故改投清凉之药，症情顿减。如是真假疑似之证，临床务必四诊合参，细加辨别。本例辨证的关键，在于脉沉细而实，如果再有舌象记述，则对辨证更为有利。

【例2】盛鼎卿室人，患热厥，庸工以手足寒，误投热药，非一二剂矣，甚至桂附皆数剂，病者口糜喉痛，齿腭俱腐，遍体印疮，粥饮难进，不食不寐，几月余。先生不远行者久矣，因谭元孩朱子庄踵门屡恳，破例一往，投以犀角、地黄、竹叶、石膏，二汤并进，两剂即安寝。以吹药疗其喉，遂啜粥渐愈。（《冰壑老人医案》）

评析：厥证可分热厥、寒厥两大类型。本例手足寒，前医据此而认为寒厥，投大辛大热之剂，以致出现口糜喉痛、齿腭俱腐等火热症状，显系以热治热，不啻火上加油，故有如是之变。冰壑老人改用气血两清，霍然取效。惜乎医案记载欠详，未识辨证的着眼点在何，是本案的不足之处。

【例3】施幼声，卖卜颇行，年四旬，禀赋肥甚，六月患时疫，口燥舌干，苔刺如锋，不时太息，咽喉肿痛，心腹胀满，按之痛甚，渴思冰水，日晡益甚，小便赤涩，得涓滴则痛甚，此下证悉备，但通身肌表如冰，指甲青黑，六脉如丝，寻之则有，稍轻则无，医者不究里证热极，但引陶氏《全生集》，以为阴证。但手足厥逆冷过肘膝，便是阴证，今已通身冰冷，比之冷过肘膝更甚，宜其为阴证一也；且陶氏以脉分阴阳二证，全在有力无力中分，今已脉微欲绝，按之如无，比之无力更甚，宜其为阴证二也；阴证而得阴脉之至者，复有何说。遂主附子理中汤。未服，延予至，以脉相参，表里互较，此阳证之最者，下证悉具，但嫌下之晚耳。盖因内热之极，气道壅闭，乃至六脉如无，此脉厥也。阳郁则四肢厥逆，若素禀肥盛尤易壅闭，今亢阳已极，以至通身冰冷，此体厥也。急投大承气汤，嘱其缓缓下之，脉至厥回，便得生矣。其妻闻一曰阴证，一曰阳证，天地悬隔，疑而不服。更请一医，指言阴毒，须灸丹田，其兄迭延三医续至，皆言阴证，乃进附子汤，下咽如火，烦躁顿加。逾时而卒。（《温疫论》）

评析：《黄帝内经》有"重阴必阳""重阳必阴""热极生寒""寒极生热"之谓。就厥逆而言，即有阳厥、阴厥之分，对此《伤寒论》早有记述。本例为瘟疫体厥，外症脉微欲绝，四肢厥逆，通身冰冷，酷似阴厥之重症。但吴又可氏细察病情，诊得患者口燥舌干，苔刺如锋，咽喉肿痛，心腹胀满，按之痛甚，渴思冰水，小便赤涩，遂诊为"阳证之最者"，即内真热外假寒之阳厥重症。究其病机，乃邪热内遏，气道壅塞，阳气郁结不得敷布，以致形成全身冰冷的"体厥"证。故主张下其郁结，去其壅塞，俾阳气宣通，布达于体表，方可脉至厥回。无奈病家疑而不服，遂致不救。

【例4】辨黄长人伤寒疑难危证治验并详诲门人：黄长人犯房劳，病伤寒，守不服药之戒，身热已退，十余日外，忽然昏沉，浑身战栗，手足如冰，举家忙乱，亟请余至，一医已合就姜、附之药矣。余适见而骇之，姑俟诊毕，再三辟其差谬。主家自疑阴证，言之不入，又不可以理服，只得与医者约曰：此一病药入口中，出生入死，关系重大，吾与丈各立担承，倘至用药差误，责有所归。医者云：吾治伤寒三十余年，不知甚么担承。余笑曰：有吾明眼在此，不忍见人活活就毙，吾亦不得已也。如不担承，待吾用药。主家方才心安，亟请用药。余以调胃承气汤，约重五钱，煎成热服半盏，少顷又热服半盏。其医见厥渐退，人渐苏，知药不误，辞去。仍与前药。服至剂终，人事大清，忽然浑身壮热，再与大柴胡一剂，热退身安。门人问曰：病者之系是阴证见厥，先生确认为阳证，而用下药果应，其理安在？答曰：其理颇微，吾从悟入，可得言也。凡伤寒病初起发热，煎熬津液，鼻干、口渴、便秘，渐至发厥者，不问知其为热也。若阳证忽变阴厥者，万中无一，从古至今无一也。盖阴厥得之阴证，一起便直中阴经，唇青面白，遍体冷汗，便利不渴，身蜷多睡，醒则人事了了，与伤寒传经之热邪，转入转深，人事昏惑者，万万不同。诸书类载阴阳二厥为一门，即明者犹为所混，况昧者乎！如此病，先犯房室，后成伤寒，世医无不为阴厥之名所惑，往往投以四逆等汤，促其暴亡，而诿之阴极莫救，致冤鬼夜嚎，尚不知悟，总由传派不清耳。盖犯房劳而病感者，其势不过比常较重，如发热则热之极，恶寒则寒之极，头痛则痛之极。所以然者，以阴虚阳往乘之，非阴盛无阳之比。况病者始能勿药，阴邪必轻，旬日渐发，尤非暴证，安得以阴厥之例为治耶！且仲景明言，始发热六日，厥反九日，后复发热三日，与厥相应，则病旦暮愈；又云厥五日，热亦五日，设六日当复厥，不厥者自愈。明明以热之日数，定厥之痊期也。又云厥多热少则病进；热多厥少则病退；厥愈而热过久者，必便脓血发痈；厥应下而反汗之，必口伤烂赤；先厥后热，利必自止；见厥复利，利止反汗出咽痛者，其喉为痹；厥而能食，恐为除中；厥止思食，邪退欲愈。凡此之类，无非热深发厥之旨，原未论及于阴厥也。至于阳分之病，而妄汗、妄吐、妄下，以致势极。如汗多亡阳，吐利烦躁，四肢逆冷者，皆因用药差误所致，非以四逆、真武等汤挽之，则阳不能回。亦原不为阴证立方也。盖伤寒才一发热发渴，定然阴分先亏，以其误治，阳分比阴分更亏，不得已从权用辛热，先救其阳，与纯阴无阳、阴盛格阳之证，相去天渊。后人不窥制方之意，见有成法，转相效尤，不知治阴证以救阳为主，治伤寒以救阴为主。伤寒纵有阳虚当治，必看其人血肉充盛，阴分可受阳药者，方可回阳。若面黧舌黑，身如枯柴，一团邪火内燔者，则阴已先尽，何阳可回耶？故见厥除热，存津液元气于什一，已失之晚，况敢助阳劫阴乎！《证治》方云：若证未辨阴阳，且与四顺丸试之。《直指方》云：未辨疑似，且与理中丸试之。亦可见从前未透此关，纵

有深心，无可奈何耳。因为子辈详辨，并以告后之业医者。(《寓意草》)

评析：本案对阴厥、阳厥的成因、症状、治法及两者的鉴别，阐述颇详。概而言之，阴厥乃阳气大虚，阴寒独盛，其主要临床表现为唇青面白、遍体冷汗、四肢厥逆、便利不渴、身蜷多睡等，治当峻补肾阳为主，方如四逆汤、真武汤等；阳厥乃实热壅滞，阳气阻遏不能敷布四肢所致，其主要症状为四肢厥冷、口渴欲饮、大便秘结、脉沉实或伏而重按乃得等，治宜攻下实热，宣透郁阳，方如承气汤之类，古人云："热深厥亦深。"是其重要机理。明乎此，阴阳厥逆，可得其要矣。

【例 5】新安吴文邃，眩晕者三载，战栗恶寒，居帏帐之内，数妾拥之，当五月而向火。姜、桂屡投，病势日剧。千里延余。为诊其脉，浮之细小，沉之搏坚。是郁火内伏，不得宣越也。以山栀三钱，黄连二钱，黄柏一钱五分，柴胡一钱，甘草五分，生姜五片，乘热呕饮之。移时而恶寒少减，再剂而辍去火炉，逾月而起。更以六味丸加知柏，人参汤送，两月痊安。所以知文邃病者，虽恶寒而喜饮热汤，虽脉细而按之搏指，灼然为内真热而外假寒，热极反兼胜己之化。以凉药热饮者，内真寒而外假热之剂也。(《脉诀汇辨》)

评析：本例症见战栗恶寒，居帏帐之内，需数人拥之，且暑月向火，酷似大寒之证。医者据其脉浮取细小，沉取搏坚，且恶寒而喜饮热汤，诊断为"郁火内伏，不得宣越"的内真热而外假寒之证，遂用黄连解毒汤清解里热，复加柴胡宣透郁火，如是则壅结之火热得解，遏伏之阳气得伸，其假热自然冰释矣。

【例6】张凤逵万历丁未三月间寓京师，吏部刘蒲亭病剧求治，已备后事，谵语抹衣，不寐者七八日矣。御医院吴思泉，名医也，偕数医治之。张诊脉，只关脉洪大，其余皆伏，乃书方竹叶石膏汤，咸惊曰：吴等已煎附子理中汤，何冰炭如是？张诘之，吴曰：阳证阴脉，故用附子。张曰：两关洪大，此阳脉也。其余经为火所伏，非阴脉也。一剂谵语抹衣即止，熟寐片时。再诊之，洪者平而伏者起矣。又用辛凉药调理痊愈。(《续名医类案》)

　　评析：本例脉伏，看似阴脉，实则因邪热郁遏，阳气不能宣达使然。正确的辨证，必须四诊合参，作全面的分析，方不致误。

　　【例7】张子和治一妇，身冷脉微，喜食沸热粥饮，六月重衣，以狐帽蒙其首犹觉寒，泄注不止，常服姜、附、硫黄燥热之剂，仅得平和，稍用寒凉，其病转增，三年不愈。诊其两手脉，皆如绠绳有力，一息六七至。《脉诀》曰：六数七极热生多。乃以凉布搭心，次以新汲水淋其病处，妇乃叫杀人。不由病者，令人持之，复以冷水淋至三四十桶，大战汗出，昏困一二日，而向之所恶皆除。此法华元化已曾用，惜无知者。（《续名医类案》）

评析：本例症状颇似虚寒之证，张氏"诊其两手脉，皆如緪绳有力，一息六七至"，并据《脉诀》"六数七极热生多"之说，遂辨证为热证，采取凉布搭心，新汲水淋其病处，其病竟瘳。可见古代医家早已运用物理降温疗法。

【例8】戴原礼治松江诸仲文，盛夏畏寒，常御重纩，饮食必令极热始下咽，微温即吐。他医投以胡椒煮伏雌之法，日啖鸡者三，病更剧。戴曰：脉数而大且不弱。刘守真云火极似水，此之谓也。椒发三阴之火，鸡能助痰，只益其病耳，乃以大承气汤下之，昼夜行二十余度。顿减纩之半。后以黄连导痰汤加竹沥饮之，竟瘳。(《续名医类案》)

评析：戴原礼乃朱丹溪之高足，学验俱丰，晚年任太医院使。本例"盛暑厚衣，常御重纩，饮食必令热极始下咽"，酷似虚寒之证，无怪乎他医用温补之法。戴氏据其"脉数而大且不弱"，遂拨开迷离，识得"庐山真面目"，认定为"火极似水"之证，径投承气攻泻实热，旋收立竿见影之效。

【例9】许又张学兄乃婶温热喜热饮而下利：许又张学兄令婶，病热躁烦，呃逆呕吐，食饮不入，水泄日十数行，人事昏瞆，汗出而热犹蒸，病已六日矣。乃折简逆予，时已五月，天气炎蒸，房中仍置火炉，予令其移向外。答云：病人要饮极热开水，但从房外取来，即以为冷，诊脉沉数而促。予曰：此热证也。其家人问曰：诸医皆以为外见假热，内实真寒，颇用温热之剂，而先生独以为热证，既属热，何反喜热饮而下利如此？予曰：热而喜热饮者，水流湿，火就燥，同气相求之义，亦所谓假寒也。彼阴寒狂躁，欲求入井中，便可以为热乎？且脉与他症，皆属热，即泄出极臭，此协热下利，不可以为寒，明矣。乃以青蒿、黄芩、赤芍、黄连、枳壳、玄参、芦根、滑石为剂，地浆水煎，连投二渣，口转渴，不喜热饮，诸症皆退。照前方增损向安。(《赤崖医案》)

评析：真寒假热、真热假寒是临床上最难辨识的病证。本例诸医皆以为真寒假热之证，唯汪氏能于扑朔迷离中识别真象，认定是真热假寒之证，其辨证的着眼点在于"脉沉数而促"，遂诊断

"协热下利"，立方遣药，恰合病情，是以诸症皆退，不日向安。如斯真假疑似病证，若辨识不清，死生立判，临证可不慎哉！

【例10】江南耀兄少腹痛厥逆囊缩最为疑难易误：江南耀兄，予同寓友也。体质壮实，性豪饮，素多湿热，五月间小腹发出红癣成片，向予索淋洗方，与蛇床子、荆芥、苦参、独活、白鲜皮等。伊云夜来痒甚，不能安卧，奈何？予令加明矾少许。一日晚间饮酒回店，少腹痛引睾丸，浑身麻木，肢冷如冰，辗转床席，呻吟欲死，寸口沉伏。予察其病原，决其湿热内闭，热极生寒，剂以苍术、柴胡、黄柏、栀子、青皮、金铃子、木香、猪苓、滑石。初饮呕出不纳，夜半饮下一渣，立刻痛止安睡，巳刻方瘥。次日人遂如常，唯小便短涩，前方去木香加海金沙、龙胆草。病既愈，知其欲求速效，竟将明矾二三两一块入水中，擦洗取快，其癣即没，又席上多饮烧酒，致有此奇痛耳。又云：吾昨痛时阳事全缩，今始如旧。予乃谓之曰：兄病疑难，易至错误。若请他医来，乍见如此脉症，必谓寒入厥阴，至于厥逆而囊缩，非吴茱萸、四逆辈不可。人亦劝服此药，以为至当不易，倘示以予方，且惊畏而色沮，而孰知正有大谬不然者乎？故求其有无，责其盛虚，病机诚未易审也。(《赤厓医案》)

评析：厥证有阴阳寒热之分，本例厥逆系湿热内闭，阳郁不达所致，乃“热极生寒”之真热假寒证。汪氏投剂以清利湿热、疏通气机为主，俾邪去阳达，诸恙自除。若不明病机，误以为厥逆而少腹痛引睾丸，为寒入厥阴之寒厥证，妄投吴萸、四逆辈，势必助纣为虐，其祸立见。

【例11】巴文彧兄令爱病热烦渴舌苔黑润火极似水：巴文彧兄令爱，暑月壮热，舌苔黄，烦渴热饮，间有谵妄，至五日舌转黑苔，湿润有津，知其热淫于内，与连翘、黄芩、青蒿、麦冬、赤芍、竹叶、玄参、甘草，势已稍减，或又荐他医，医以脉来数而无力，喜热饮而畏凉，舌苔黑而不燥，不知火极似水，认作寒证，訾前手药误，举家无措，乃立温散一方，又令以姜汤送消暑丸，病人更烦躁无耐，其乃弟独强予救之。予以胃中按之牢若痛，转失气，黑苔微干，已有应下之症，宜以咸寒苦辛泄之，用大承气汤。二剂大便始通，各症虽退，而黑苔反燥，夜间潮热，仍与犀角地

黄汤加减而后愈。(《赤厓医案》)

评析：本例系暑温重症，他医以"喜热饮而畏凉，舌苔黑而不燥"，认作寒证，乃立温散一方，又以姜汤送消暑丸。药后病情转剧。汪氏细察症情，以"胃中按之牢若痛，转失气，黑苔微干"为据，断为"应下之症"，用大承气汤大便始通，症虽退而黑苔反燥，夜间潮热，阴液损伤显露，续用犀角地黄汤加减而愈。此亦属"火极似水"的病例，临证务必分辨疑似真假，方不致误。

【例12】章永功兄伤寒烦躁奇症：章永功翁，世业神痘，病伤寒十日，外热已微，津液满口，舌上无苔，两目黑眼如粉，白眼如朱，神昏愦闷，语才睡下即坐起，坐起又复睡下，烦躁不宁，已三昼夜矣。脉之亦模糊难见，诸医不敢措手，予沉吟良久，谓此必邪热内伏，阳极则复，故脉症如此，果属阴躁，当厥冷而目青。遂与犀角、羚羊角、白金汁、山栀子、川连、五味投之。一服后即仰卧而不动，或且以为死矣。听之微闻鼻息，四鼓而瘳，呻吟不绝，大小溲自遗。黎明复诊，六脉乃出，咽喉口舌，尽黄白疮糜烂。予曰：上下邪热流通，此为欲解，乃前药中加银花、甘草，增损数剂而病安。目半月始复。(《赤厓医案》)

评析：本例乃热毒内伏、邪陷心营之重症，故脉症如斯。其中脉模糊难见，与"脉厥"相类，系邪热内结，营气壅闭，脉道阻滞使然，属阳证似阴的征象，吴又可《温疫论》对此有专篇阐述。汪氏慧眼独具，识得其中玄机，一路以清热凉血

为治，尤重于解毒，方证颇相符节，于是药到
病除。

【例 13】程渭年兄乃室畏寒腹痛四肢厥逆：
程渭年兄乃室，十月间觉身微热，后复畏寒，腹
痛，手足厥冷，神倦不支，医疑其受寒，投温热
之剂不安。其家因伯姒病略同，药无少异，新丧
未久，遂惊疑失措。罗衡书兄与伊有渭阳之亲，
因作札延予，予甚怪之，曰：症似阴寒，脉似疟
疾，温补可效，又何以加此，必体虚受邪，阳陷
阴中，故阴阳之气，不相顺接，乃热厥也。仲景
四逆散，与此的对。照方服之，手足即渐回温，
腹痛畏寒大减。次早即能起床梳洗，再剂即愈。
越数日，疟果发，寒少热多，鼻衄如注，此误温
之过也。乃以小柴胡去人参、半夏，加知母、栀

子，三发而旋已。此可见仲景心法，活泼泼地。有谓仲景之书，不专为伤寒设者，今以治杂病，用之多验，其理固一以贯之矣。(《赤厓医案》)

评析：《伤寒论·辨厥阴病脉证并治》云："厥者，手足逆冷是也。"其病机是阴阳之气，不相顺接。临床主要分寒厥、热厥两大类型，其辨别关键在于舌脉，前者舌多质淡苔润，脉多微细，或沉迟无力；后者舌质偏红苔多黄燥，脉多沉伏，重按则滑，或滑数有力。究其治法，寒厥宜温，方如四逆辈；热厥宜宣郁通阳，或通里泻下，方如四逆散、承气诸汤。本例投四逆散获效，属阳郁不宣热厥无疑。至于治疟用小柴胡汤化裁，亦取法于仲景。案云："有谓仲景之书，不专为伤寒设者，今以治杂病，用之多验，其理固一以贯之矣。"堪称阅历有得之言。

【例14】理藩院侍郎奎公四令弟病疫，昏闷无声，身不大热，四肢如冰，六脉沉细而数。延一不谙者，已用回阳救急汤，中表兄富公，力争其不可。及予至，诊其脉沉细而数，察其形唇焦而裂，因向富公曰：此阳极似阴，非阴也。若是真阴，脉必沉迟，唇必淡而白，焉有脉数、唇焦认为阴证哉？此热毒伏于脾经，故四肢厥逆，乘于心肺，故昏闷无声，况一身斑疹紫赤，非大剂不能挽回。遂用石膏八两，犀角（现已禁用，可用水牛角代替，下同）六钱，黄连五钱，余佐以大青叶、羚羊角。连服二帖，至夜半身大热，手足温，次日脉转洪大。又一服，热减而神清矣。以后因症逐日减用，八日而愈，举家狂喜，以为

异传。(《疫疹一得》)

评析：清代医家余霖所著《疫疹一得》以治"热疫"著称于世。本例属真热假寒，阳极似阴案。其辨证的着眼点在于肢足厥冷而脉沉细带数，且唇焦裂而非淡白。余氏不被假象所惑，抓住疾病的本质，投大剂清热解毒之品，遂使患者化险为夷。

【例15】治南昌府南昌县府学前姓李厥逆症案四十二：厥逆之症，其因甚多，不下一种，有食厥，有气厥，有惊厥，有寒厥，有色厥，有蛔厥，有尸厥，有痰厥，有风厥，有湿厥，有暑厥，有痛厥，有虚厥，有燥厥，有热厥，其厥有实有虚之不同，而症亦有兼见独见之各异，不得概以

厥属寒成，而厥即以寒为断也。岁乾隆壬辰，余
在江西省会适有南昌府学前姓李，因患四肢厥逆
之症，其人凛凛恶寒，肌冷如冰，召余就诊。余
至病所，问其病起何时，是否有无症见，及今有
无苦欲。并诊其脉以思，谓此或是食厥，其症自
必因食而起，今问病久未食，且无腹满症兼，而
脾脉更不独见。气厥则必因事不平，问病今时于
人绝无争竞，而肝脉亦无气胜，胸胁更无气筑。
惊厥则必眼慌气失，面色改观，心脉散乱，而此
则无。寒厥则必厥过肘膝，手足挛拘，面色必见
黯晦，六脉必见沉迟，而此无有。色厥则必因于
御女，今病久已隔床，肾脉又不独见，其厥更不
见有遗精囊缩。蛔厥则必口有沫流，及或欲吐，
腹则见有块磊，脉则更有乍大乍小，而此更无。
尸厥则必因于登塚吊尸，及入古寺古庙，面色则

必青黑有垢，且病久已在家，而面色更不相似。痰厥则必见有痰涌，喉多声响，脾脉应见动滑频数，而此未见。风厥则必发时猝倒，牙关紧闭，手足牵引，而此不合。湿厥则必手足微肿，面色微黄，脉则或浮而濡，或沉而软，身腰多重，而此亦无。暑厥则必由于酷热，途中感受热气，及或大树浓阴、高堂大厦感受暑阴，此则久病在床，睡多烦躁。痛厥则必由于痛起，此并未痛。虚厥则必眼合唇缓，口张声鼾，鼻扇，手撒足伸，二便自遗。余见其人面虽惨淡，而内实觉烦满，六脉虽各沉伏，而肝尤觉有力，且厥未过肘膝，明是热厥燥厥无疑。而满座诸医，唯见身冷如冰，言表言温，臆见各逞。余再向病家属细问，谓病本于伤寒初起，秘结不解，后渐转疟，向时寒止一时即退，今竟冷厥之极，四肢俱逆，久而不温，想是疟后久虚，故尔有是。余曰：非也，此邪已入厥阴之里，久而不返，正是经文厥深热深之义，若不即用寒折，必致顿危。众医皆怒余言而退，而余极力承任，当用黄芩一钱，黄连五分，柴胡八分，枳壳六分，川朴一钱，大黄二钱，乌梅一个，青皮五分，槟榔八分，细辛二分，嘱其即时放胆投服，服则即时厥回，通身大热，后渐改用平药而愈。众笑此证若非余治，必致进用姜、附不救。但非先生将各厥证疏明，见其言言是道，分辨明晰，其药未敢轻服，必致遭于诸医之手。今病既愈，恳请立案，以示后之不忘。(《锦芳太史医案求真初编》)

评析：本案对各种厥证如数家珍，说来头头是道，诚如晁雯所按："一厥证耳，而能层层分别，以至于极，洵不愧于名医之手。"确为至当之评。尤妙在锦芳氏据其"面虽惨淡而内实觉烦满，六脉虽各沉伏，而肝尤觉有力，且厥未过肘膝"，认定"明是热厥燥厥无疑"，不为"肌冷如冰"假象所惑，遂用清热泻实之剂获效，这与众医识见迥然有别，不愧是明医、大医者也。

【例16】陈某子感证，一体脉俱厥：陈某子年十六岁，夏月患感证，壮热神昏，面赤烦渴，唇燥舌焦，口鼻牙根出血，俱属热象。唯脉息沉细，四肢厥冷，诸医不效。时届九朝，延予商之。予曰：此非阴证，乃阳证也。今日本应重用凉药，恐汝家畏而不服，姑以小柴胡汤，去半夏、人参，加生地、花粉、山栀、丹皮试之。无如歙俗以为吃坏，热药有救，凉药无救。因见方有凉药，果畏不服。三日后势更剧，复来迓予，予辞不往，乃浼友人胡君景三代请。予曰：救病如救焚，彼病已重，况复迁延，恐难治矣。胡君曰：试往一决，可治则治之。至诊其脉，前之沉细者，今竟绝无。扪其肢，则冷过肘膝，更加腹痛拒按，欲便不解，惊狂不定。予曰：疾急矣，非承气汤下之不可。疏方讫，胡君私叩予曰：从来伤寒，阴阳二证，凭脉用药，不拘浮沉大小，总以有力无力分之，有力为阳，无力为阴。今按脉全无，四肢冷甚，恐属阴证，奈何！予曰：此乃阳极似阴，证载吴又可《瘟疫论》中，所谓体脉二厥也。归检书与阅，胡君以为然，竟服下剂，夜间便行二次，比晓厥回脉出。改用甘露饮，后易生脉地黄汤，匝月而痊。(《杏轩医案》)

　　评析：本例病情错综复杂，寒热之象并现，虚实之候互见，辨证用药殊非易事。杏轩氏拨开"脉息沉细，四肢厥冷""冷过肘膝"之假象，以"壮热神昏，面赤烦渴，唇燥舌焦，口鼻牙根出血""腹痛拒按，欲便不解，惊狂不定"为据，并参合吴又可《瘟疫论》有关"体厥""脉厥"的论述，遂断为"此乃阳极似阴"之证，用承气汤下之而安。可见临床辨证，间有舍症从脉者，有舍脉从症者，全赖医者见识老道，抉择取舍。

　　【例17】大凡脉沉多寒证，而亦有不尽然矣。嘉庆十八年予往常州，有朱某者，小贩卖人也，忽得奇疾，周身畏寒，医投以温剂不应，因投以热剂如桂、附之类，而其寒愈甚。爰求予诊，其脉皆沉，按之至骨略见疾数，知其为同气相求症也。以犀角地黄汤与之，朱本贱业，以得予至为幸，见方即服，一服而寒减，三服而痊愈。此等症候，身寒脉沉，未有不用热药者。不知其伏热在至深之地，一遇热药相引而入，并人身之卫阳亦随之而入，故外反憎寒也。朱姓幸服热剂不多，尚能挽救，若肆用热药，如郎山之治呼公及予之治余姓，不过数剂，真阴内竭，肝风必动，不可治矣。孰谓切脉之可忽哉！（《仿寓意草》）

评析：本例"身寒脉沉"，一般医者很易误诊为寒证而用热药，幸李文荣氏（《仿寓意草》作者）细察脉象，发现"按之至骨略见疾数"，是以诊断为热证而用凉药，使病人转危为安。由此可见，知其常而达其变，是医者认识病证的必具条件，若不知变通，鲜有不偾事者也。

【例18】夫热极似寒之症，最难辨别。余诊同乡赵惠甫先生之孙卓士，是年九月间，忽起呕泻，邀余诊之，进以芳香理气，淡以分泄。至明日，舌苔白而转红，脉滞而转滑，呕吐已止，再进以辛凉甘淡，存阴泄热。至黄昏忽然发狂，持刀杀人。至明日，阖家无策。余曰：热透于外，非泻不可。即进以三黄石膏法，黄连三钱，黄芩五钱，黄柏三钱，大黄二两，石膏二两，栀子五钱，淡豆豉五钱，煎浓汁两大碗。余曰：多备而少饮，缓缓作数次服之。服一杯，即泻稀粪，又服一杯，又泻稀粪，连服四杯，连泻四次，神识稍倦，狂躁略减，药已尽过半矣。扶之使睡，呓语不休，如痴如狂。即进以存阴清热之剂，生牡蛎四两，玄参二两，麦冬二两，细生地二两，金石斛二两，鲜竹心一两，石膏二两，竹沥二两，鲜沙参四两，大剂灌之，即能安寐。明日醒，仍呓语，神识或浑或清。后每日服竹叶石膏汤一剂，西洋参钱半，麦冬五钱，石膏一两，鲜竹叶四钱，姜半夏钱半，生甘草一钱，知母三钱，粳米二两。此方共服二十余剂，而神气亦清，呓语亦止。此证共服石膏二十余两而愈。病由呕泻而起，《内经》云：热迫下注则为泻，胃热上沸则为吐。所以呕泻一症，亦有热秘呕泻，不可不防也。壬寅年之吐泻，有服凉药冷水而愈者。治病贵看症用药，不可拘于成见。如时邪之吐泻，泥于仲景之三阴证，用四逆、理中等法，其误事尚堪设想乎？（《余听鸿医案》）

评析:《伤寒论》对霍乱吐泻一病，其病因责之于虚寒，主方理中汤温补脾胃，对后世影响甚深。但据临床所见，吐泻亦有属疫毒或湿热引起者，王孟英《霍乱论》对此有重要发挥。试观本例的临床表现，尤其是发狂，乃热证之的据，诚如《难经》所说："重阳者狂。"故余氏立方遣药，清热解毒，益气养阴相继为之。总之，对于霍乱吐泻，万勿拘泥仲景三阴虚寒之证而妄投热药，否则会招致以假乱真，铸成大错。当然，辨别吐泻之寒热真假，还需参合呕吐物和粪便之清浊、冷热及气味等情。

【例19】常熟大东门庞家弄颜姓，因失业后室如悬磬，有病不能服药。延六七日，邀余诊之。脉沉如无，四肢厥冷，无汗，神识昏蒙，呓语撮空，遍体如冰，唯舌底绛而焦黑，干燥无津。余曰：此乃热深厥深，阳极似阴，热极似寒也。当时即进以银花露一斤，再进以大剂白虎汤加犀角、生地、人中黄。煎好，调服至宝丹、紫雪丹。罔效。明日再饮以银花露二斤，仍服原方，犀角八分，生地一两，石膏八钱，知母二钱，生草一钱，人中黄二钱，粳米汤代水，调至宝丹一粒，紫雪丹五分。服两剂，如故。余思既是热深厥深，有此两剂，亦当厥回，如果看错，寒厥服此两剂，无有不死，何以不变不动，正令人不解。

至明日复诊，神识已清，肢体皆温，汗出淋漓。问其母曰：昨日服何药？曰：昨日服黄霉天所积冷水五大碗，即时汗出厥回，神清疹透。余曰：何以能知服凉水可以回厥？其母曰：昔时先伯为医，每晚谈及是年热证大行，服白虎、鲜石斛、鲜生地等往往不效，甚至服雪水方解。吾见先生服以银花露三斤，大剂凉药二剂，如果不对，

宜即死，今无变动者，必系病重药轻，吾故斗胆
以黄霉水饮之，谅可无虞，谁知竟即时转机。噫，
余给药资数千，不若其母黄霉水数碗也。孔子曰：
学然后知不足，洵至言也。(《余听鸿医案》)

评析：本例虽见"脉沉如无，四肢厥冷""遍
体如冰"等貌似阴寒之证，唯"舌底绛而焦黑，
干燥无津"，乃反映疾病之真象，故余氏辨证为
"热深厥深，阳极似阴，热极似寒"。最值得玩味
的是，诊断既明，用药无误，而反不能奏效，无
奈之际，病家径加用单方"黄霉水"饮之，竟获
转机。可见民间单方草药，决不可轻视。俗语
"单方一味，气死名医"，良有以也。

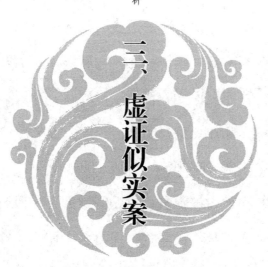

古代名医真假疑似病案赏析

三、虚证似实案

【例1】予友薛理还仆，速行忍饥，又相殴脱力。时五月初，遂发热谵语，友以补中益气及五苓数剂不效。延予诊之，六脉俱无，乍有则甚细。其外症则面赤、谵语、口碎。一友曰：阳证见阴脉，证在死例。予曰：当以阳虚从脉舍症治之，遂下附子理中汤，冷服二贴，脉稍见；四贴则脉有神而口碎愈矣；六贴则脉如常，但谵语未已。予曰：脉气已完复，而谵语不休者，胃有燥粪，宜以胆导导之。果下燥结，谵语遂平。(《慎柔五书》)

评析："六脉俱无，乍有则甚细"，虚寒极也；"面

赤、谵语、口碎"，实热甚也。如是虚实寒热相反
之症于一病，究竟何者为真，何者为假？胡慎柔
氏（《慎柔五书》作者）识得其中旨趣，认为"当
以阳虚从脉舍症治之"，竟获卓效。至于舍症从
脉，抑或舍脉从症，熟练掌握，并非易事，务须
四诊合参，综合分析，尤其要识得真假疑似，不
为假象所惑。为医者，当明察秋毫，慎之又慎。

【例2】酒多痰嗽十五：七表兄费元开令堂，
生平嗜酒，谷食绝少，酿成痰火，每至五更则疾
作，喘嗽频并，气逆息粗，不能伏枕，虽冬月亦
必披衣兀坐，寅卯时早膳后，其势稍衰，日以为
常，自壮至老，盖有年矣。万历戊午，其疾大发，
剧则昏晕，昼夜三五次，四肢厥冷，自汗如洗，
时年六十七岁也。龙视其形容瘦削，六脉如丝，

势甚危急，他医唯用清火清痰，毫无所应。龙与六表兄费元祉商议，乃用附子理中料，蜜丸杵千余下，丸成焙干，淡盐汤送，以扶其下元，另以知母、贝母、桑皮辈煎汤，徐徐含咽，清其上膈。数剂之后，嗽稀喘止，肢温汗无。再用十全大补汤料丸服，数十年痼疾，由此而瘳。

养生之品，粥饭为主，若以曲蘖充肠俗人谓之软饱，以其虚浮而无实益。大寒凝海，唯酒不冰，助火生痰，势所必至，况子时以后，胃家空虚，火空则发，炎炎而上，早膳略沾谷气，中空有以填之，火邪熄矣。肺主气，肾藏气，年高病久，肾家不能纳气归元，一腔浑是火，今用参、附、知、地、十全等药，培植肾元，壮水之主，以制阳光，病魔退避，昔贤所云，虚火宜补，此之谓也。（《陆氏三世医验》）

评析："喘嗽频并，气逆息粗，不能伏枕"，貌似痰火实证，故他医屡用清火清痰而罔效。病情久延，一朝其疾大发，症见四肢厥冷，自汗如洗，形容瘦削，六脉如丝，脾肾阳虚真象暴露无遗，故陆氏以附子理中温补脾肾而获效验。若再执他医清火化痰之法，无异雪上加霜，病必危殆。虚实之辨，毋容不清。

【例3】误汗急补治验四二：朱少湖于十一月夜间，忽头项微强，身体微痛，疑是伤寒，即于是夜用紫苏二大把，生姜十片，浓煎热服，厚覆大汗之，身体觉轻，自谓已愈矣。至明日之夜，复觉拘急而反增沉重，复如前取汗不解，身体如石，烦躁口干，睡卧不安。天明延一医诊视，谓脉极浮数，冬月伤寒，非麻桂不解，姜苏轻剂，岂能疗此大病乎？拟用大青龙汤。病家疑而卜之，不吉，延予同议。予诊之，脉浮数而微细如丝，按之欲绝。予曰：此阳虚证也，原不宜汗，况经谓冬三月闭藏之令，无扰乎阳，无泄皮肤，使气亟夺。一之为甚，其可再乎？彼医曰：仲景曰，阴盛阳虚，汗之即愈。既曰阳虚，何为不可汗？况麻黄青龙，正为冬时伤寒而设，如拘闭藏之令不宜汗，则仲景此等汤剂，必待春夏伤寒而后用乎？予为强词所折，一时不能辨。但徐曰：议论甚高，第恐此脉此症不相应耳。病家问曰：公意该用何药？予曰：愚见当以三建生脉酌而用之。彼医曰：邪在表而补敛之，不死何待？予曰：汗之而愈则补误，补之而愈则汗误，原无两是者也。病家不能决而听诸卜，幸卜补吉，汗大凶，遂用予药。予以建中生脉合投之，烦躁仍剧，噫气不绝，足胫逆冷，身不能转侧。彼医曰：毙可立而俟也。予曰：误汗者再，药轻病重，故不能取效耳。仍以前方倍人参加附子浓煎冷服，少顷烦躁顿定，自此数剂诸症悉除。月余时，出虚汗力疲不能起于床，用人参数两方得安。后少湖登门来谢，予曰：当谢卜者，非有神卜，虽神医亦无所著手。

卢绍庵曰：先正云：春月阳气尚微，秋月阳气欲敛，俱不可大汗。夏月天气热，元府开不必大汗，冬月阳气伏藏，感冒轻者，尤不宜汗，唯伤寒重者，时令严栗，皮肤坚致，非大汗无由得散，不得已而从权也。朱君感冒甚轻，表汗太过，汗多则亡阳，他医尤以为不足，而欲大汗之，先生诊其脉虚，而投补，大有见识。（《陆氏三世医验》）

评析：患者原系感冒轻症，因自行表汗而致阳虚，前医以虚为实，拟再用大青龙大发其汗，幸病家犹豫未服。陆氏详询病史，细审症状，尤其是"脉浮数而微细如丝"，断为阳虚证，且不被前医的斥疑所动，投建中生脉、参附汤扶正壮阳，诸症悉除。仲景云："一逆尚引日，再逆促命期。"是患已误汗两次，前医又欲投峻汗之剂，若果照服，不死何待！

中医学强调治病应"因时制宜"，卢绍庵所按极是，可引以为鉴。

【例4】虚脱峻补二三：张靖山令郎，年十五岁，禀赋薄弱，戊午年间，患内伤外感，先有他医用药，半月之外，延予。视其面赤，唇焦，舌苔白色而燥，身热，欲得近衣，将被盖覆周匝，手臂不敢袒露于外，反引予手，探入被内诊之，六脉鼓击而大。乃用人参、麦冬、知母、五味、当归、芍药。一服而稳睡半饷。适伊内亲另邀专门伤寒者至，视为阳明经病，改用柴、葛等解肌之药，伊亲以彼为是，而訾予为非，予别而归。次晚二鼓，病者之外祖曹虹滨扣门相迓，予时年少，语不能平，曹君含笑承受，温语求恳。予拒之，曹君更恳甚哀，于是偕彼宵征。至则面如土色，身冷自汗，四肢厥逆，六脉虾游，似将属纩之际，举家哀恸，急以人参一两，附子三钱，水煎灌咽，随服随醒，次早大解一次，仍前虚脱，又以人参一两二钱，附子三钱，黄芪、白术各二钱，掺入童便服之，得以挽回。(《陆氏三世医验》)

　　评析:"面赤，唇焦，舌苔白色而燥，身热"，一派实热之象。唯"欲得近衣，将被盖覆周匝，手臂不敢袒露于外"，乃畏寒喜温之征。陆氏以虚热目之，首用生脉散加味，服后初见成效。无奈后医以寒为热，以虚为实，视为阳明经病，改用柴、葛等解肌之药，以致身冷自汗、四肢厥逆、六脉虾游等危症蜂起。当此紧急关头，陆氏认定为阳亡脱证，急用参附汤挽救厥脱，遂使患者绝处逢生。可见临证遇真假疑似之重病，辨明真假，关系到治疗成败，甚或死生立判，岂可不慎!

　　【例5】虚脱似中﹝四二﹞:李翠岩，年几七旬，躯体肥盛，家事殷厚，劳力劳心，一日行至门外，视一人如两人，视一路为两路，视自己墙门有两处，不知从何处可进，遂卒然仆倒乃郎，霖伯兄大骇，扶掖登床，懒于言语，勉强答应，尚能道其病状，医家俱以中风治之，投消痰搜风之药，十余剂，反增冷汗如雨，惊惕振掉，昏不知人，邀予诊视。左寸浮大，按之无神，余脉俱迟弱而空。现症神识昏沉，不能言语，予思脉症俱属虚脱，宜培正气为主，用人参、黄芪、白术、茯苓、甘草、当归、白芍药、熟地、天麻、杜仲、牛膝、酸枣仁等味。服二剂，冷汗即止。五剂乃能识人，语声始出。七八剂，诸症顿愈。每剂加人参三钱，二十余剂之后，饮食步履如常。

语曰：人生七十古来稀。衰暮之年，有子有孙，有家业者，宜弛担息肩，寻个快活头脑。至于乏嗣者，为谁辛苦，尤宜及早回头。李君贤，嗣行将耸壑昂霄，尚碌碌忙忙，劳繁不已，直待磨得精神疲敛，以致现症如此，若非急为滋补，

决致倾生。(《陆氏三世医验》)

评析：本例前医均以中风实证治之，以其躯体肥盛，"肥人多痰湿，易病中风"故也，是以投消痰搜风之药，病反增剧。陆氏据其"脉左寸浮大，按之而空，余脉俱迟弱而空"，结合症状，认为属虚脱之证，改用培补正气为主，得以挽救。一实一虚，辨证若有差错，用药补泻有误，后果不堪设想。《难经·八十一难》："无实实虚虚，损不足而益有余。"即此意也。

【例6】屠庚朏妾，时长夏夜半腹痛，大吐泻，一医以冒暑治，投以盐水丝瓜汁，濒危，傍晚延先生。脉之，已脱，手足寒将过节。先生用当归四逆汤，但附子太熟，黄昏脉之，脉仍不至。先

生曰：子亥，乃阴阳之交，四肢不温，脉不至，危矣。复进生附子七钱，足温，脉起，痛渐已而苏。(《冰壑老人医案》)

评析：吐泻发于长夏季节，前医以为"冒暑"。冒暑者，乃触冒暑邪外感轻浅之证。孰知患者系三阴里证，"脉之，已脱，手足寒，将过节"。是其征也。故冰壑老人急投温热救脱之剂，其中生附子用至七钱，遂获效验。值得注意的是，附子有毒，如是剂量，当久煎为是。

【例7】越十年余，明葵女，黄履中室也。半产两度，天启丁卯，客建业时也。因循至戊辰春，眠食俱废，且苦痰，恍惚殊甚，诸医以其夹火夹痰，且嗽，不敢用补。二月，明葵长子可权，踵门请疗。先生脉之，寸关浮滑。先生曰：不但不食不寝，必多汗易惊，大补大敛，方得。投以人参三钱，五味一钱，黄连、归、芍等剂。履中曰：五味、人参，得无犯肺热之说乎？先生曰：诸医正碍此耳。久嗽用五味，久汗用独参，服之，神必宁。药进，火退，嗽减，痰渐降，进谷而卧。后以大料熬膏，入龙齿、归、芎、酒红花，更以河车膏峻补，用河车者，因其病源从胎堕起也。（《冰壑老人医案》）

评析：本例眠食俱废，恍惚殊甚，诸医误诊为夹火夹痰，不敢用补，而作实证论治。冰壑老人以其病源于两度半产，症见多汗易惊，遂舍脉从症，诊断为虚证，用大补大敛之剂而获效验，堪称辨疑释惑，慧眼独具，不愧为医林高手。

【例8】钱台石类中风：钱台石，年近六十，肢体不能转侧，昏倦不能言，鼻窍不利，二便俱秘。是心肺俱虚，为类中风也。医伐其气，攻其痰，几危矣。余诊之，六脉洪盛，按之搏指。此至虚有盛候，以形色验之灼然也。法当从症不从脉，补中为主，方可回生。不信余言两日，余发声曰：今日不进药，不治矣。以补中益气加秦艽、天麻、竹沥、姜汁，再剂而神清，十日而转侧利便，珍摄半载痊愈。(《里中医案》)

评析：对于中风的病，金元四大家各有观点，其中李东垣归咎于"本气自虚"。本例纵然脉现实象，医者认为"此至虚有盛候"，故舍脉从症，尊李东垣之见，投以补中益气汤加味，霍然取效。值得指出的是，对类中风的病因病机和治法，明清时期多有发挥，尤其是张伯龙《类中秘旨》，阐发尤精，读者当相互参考。

【例9】申江邹邑侯子舍，仲夏患泻，精神疲惫，面目青黄，因素不服药，迁延季秋。忽眩晕仆地，四肢抽搦，口斜唇动，遍体冰冷，面黑肚缩，六脉全无。署中幕宾通晓医理，各言己见。或曰：诸风掉眩，法宜平肝。或曰：诸寒收引，理应发散。议论纷纭，不敢投剂。延予决之，曰：脾为升阳之职，胃为行气之府。坤土旺则清阳四布，乾健乖则浊阴蔽塞，此自然之理也。今泄泻既久，冲和耗散，所以脾元下脱，胃气上浮，阴阳阻绝，而成天地之否。故卒然仆倒，所谓土空则溃也。况肝脾二经为相胜之脏，脾虚则木旺，旺则风生，故体冷面青、歪斜搐搦相因而致也。

若误认风寒的候而用发表之方，恐已往之阳追之不返矣。宜急煎大剂参附庶为治本。合署惊讶，见予议论严确，乃用人参一两，熟附二钱，生姜五片煎就灌下。一二时手指稍温，至夜半而身暖神苏，能进米饮，后以理中补中调理而安。(《旧德堂医案》)

评析：此等似风似寒之证，辨识确实不易，以致诸医治法多有歧义，有主张平肝息风者，因其有眩晕仆地、四肢抽搐等症；有主张发散祛寒者，因其有身冷、肚缩等候。皆以邪实之证视之。唯李用粹氏(《旧德堂医案》作者)脉症结合，认定系阳气溃败之证，而用参附汤回阳救脱，使病情化险为夷。此亦虚实疑似之病，临证务必辨别清楚，不容有误。

【例10】胡文宰子舍，向患怯弱。乙巳季夏，方饮食后，忽腹中绞痛，自谓着暑，调天水散一服不愈。又疑停食，进山楂麦芽汤，其痛更增，发厥昏晕，无有停歇，中脘硬痛，手不可近，两眼露白，舌缩谵语，状若神灵。延医调治，或曰大便实而用枳朴，或云积暑而用芩连，诸药杂投病势益增。当事者咸疑惧无措，余独谓虚证，力主大补之剂。盖平昔脉弦洪兼数，且右手更旺，今也转数成迟，左手更觉无本根，此至虚有盛候，凭脉合症之良法，急煎理中汤加陈皮、半夏与服。庶胃气充沛，元阳流动，总有蓄积盘踞方隅，定然向风自化。果一剂而稍安，数剂而痊愈。(《旧德堂医案》)

评析：脉贵有根，所谓"根"者，尺脉是也。

《难经·十四难》谓："人之有尺，犹树之有根。"脾胃为后天之本，脉之根本，亦关乎胃气。患者脉象"左手更觉无本根"，说明胃气将败，元阳欲竭，纵外显中脘硬痛、手不可近、舌缩谵语等似实症状，李用粹氏（《旧德堂医案》作者）仍以"至虚有盛候"目之，力主大补之剂以扶持胃气，挽救元阳，急投理中汤加味，使病情转危为安。如此杰构，令人叫绝。

【例11】大升典客毛兄，素有眩证，发则昏仆不知人事，一刻即苏，起则如常，积有年矣，前医皆作痰治。近因眩跌阶石，触落门牙二个，血流不止，急招诊视。牙已落矣，而人事如常。诊脉细数，两尺尤甚。问彼眩时何状，答以头一眩，便不能自主，瞬息即苏。问素有何病，答曰：

梦遗三两日一次。余曰：此虚火也。阴精竭于下，阳火逆于上，龙雷之火，一发即隐。《内经》所谓煎厥也。用生地黄、熟地黄、山萸、山药、玄参、菊花、菟丝子、丹皮、石斛等药为汤，丸亦如之，日服不辍。经今数年，已不发矣。（《素圃医案》）

评析："无痰不作眩"，这是脍炙人口的医语。本例眩晕昏仆不知人，前医以为"痰"作祟，故作痰治，其认为实证可知。倪士奇氏（《素圃医案》作者）据其遗精频作，乃断为"阴精竭于下，阳火逆于上"，证属"虚火"，非实证也。故用填精益肾、滋阴清火之剂而获效验。临证治病，运用"八纲"尤其是虚实两端是最紧要处，否则以虚为实，或以实为虚，治必犯"实实虚虚"之戒，铸成大错，本案可资借鉴。

【例 12】瓜镇刘玉吾，年六十外，混堂浴归，卒中一日始醒，初医以风痰火杂治，风则羌防，火则膏连，痰则星夏，继进苏合丸数枚，则遗尿矣。十日外始迎余治诊，其脉虚大无伦，昏睡不语，身重遗尿，肢不偏废，口不歪斜，喉无痰声。原非中风，因老年贪浴，汗多亡阳而暴脱，有似中风。失此不用补中，反行疏导，阳气愈虚，致遗尿不语，竟成脱证。急用归脾汤原方，入人参一钱，四剂即能言语。(《素圃医案》)

评析："大实有羸状""至虚有盛候"，是针对真实似虚、真虚似实的假象而言。本例系极虚之证，脉虚大无伦、遗尿是辨证的着眼点。无如前医误虚为实，以风痰火杂治，病情有加。素圃氏识得其中真象，认定是亡阳暴脱，急用温补之剂而获效机。鄙见如是虚脱，当以参附汤、四逆辈救治为妥，归脾汤似有病重药轻之嫌。

【例13】一妇人多汗头眩，时欲离魂，因其烦躁，人皆以为火也。余曰：六脉将脱，焉得有火，阳往外走，将成亡阳。为之定方：人参二钱，附子七分，五味子五分，归身一钱，黄芪一钱五分，桂枝五分，白芍一钱五分，炙甘草六分，枣仁二钱，龙骨八分，防风六分，麦冬一钱，饴糖一钱，两剂而愈。(《东皋草堂医案》)

评析：烦躁一证，亦有阳躁、阴躁之分，一实一虚，大相径庭。如《伤寒论》阳明病之烦躁，乃阳热所为。而本例之烦躁，六脉将脱，显属阴躁，乃欲作亡阳之重症，故方用参附汤、生脉饮、黄芪建中汤合化，意在峻补元阳，强心复脉，药中鹄的，是以效如桴鼓。

【例14】工部陈禅亭，发热有痰，服二陈、黄连、枳壳之类病益甚。甲辰季冬请治。其脉左尺微细，右关浮大，重按微弱。余曰：此命门火衰不能生土，而脾病当补火以生土或可愈也。不悟，仍服前药，脾土愈弱，至乙巳闰正月，病已革，复邀治，右寸脉平脱，此土不能生金，生气绝于内矣。辞不治。经云：虚则补其母，实则泻其子。凡病在子，当补其母，况病在母而属不足，反泻其子，不死何俟？

疏曰：今人论脉，以右尺属火，以左尺属水，故右尺微细为火虚，则左尺微细当属水虚矣。先生断其命门火衰者，何也？要知两尺同其水火，当以洪大微细分之。凡尺脉洪大者，不论左右，断以水虚；尺脉微细者，不论左右，皆断以火虚也，此秘传也。而先生于此案，已先传于不言之表，读先生医案，岂可草率耶？余尝论古有隔二、隔三之法，隔二之法可用，隔三之法不可用。盖隔二是补其所生，若隔三补其克也。此案前以火虚不能生土，当补火以生土可也，是为隔二之可用。后以因火虚不能生土，土复虚，不能生金，则补火之法何可用乎？是隔三不可用也。然病至于隔三矣，亦去生甚远。故见右寸脉平脱即辞不治，概可知也。无已则唯建中汤可用，然此汤亦是补土生金为隔二之法，非补火生土，土复生金，隔三之法也。（《薛案辨疏》）

评析：前医据其发热有痰，认为是痰热所致，然投以清热化痰之剂，病益甚，其辨证用药之误，可想而知。究其所误的原因，乃忽视脉象，或切脉失真。患者"其脉左尺微细，右关浮大，重按微弱"，脾肾阳虚真象毕露，法当补火生土。无奈病家不悟，仍服前药，使虚者更虚，预后堪忧。另，本案对脉象的疏解，颇为精当，值得借鉴。至于以五行生克释隔二、隔三之治，实属牵强。

【例15】茗中戴冶攻子丽廷感证垂危治验：茗中戴冶攻子丽廷，年二十四，病感证，始则微寒发热，医用发散药表之，继而谵妄发狂，又以苦寒药下之，旬日内寝食俱发，危候蜂起。晟舍闵雄飞，病者之外父也，因延沈自昭诊之，自昭以伤寒热甚，又兼狂妄，为胃火炽盛，方用生熟地黄、天麦门冬、石斛、黄芩等五六剂，病者益狂悖不安，乃招予诊。面色㿠白无神，舌头胖滑无苔，脉气细紧无力，知其五脏虚寒，真阳欲脱。方拟养荣汤，用人参五钱，加附子三钱与之，时病家及在座亲友，见予所拟方与自昭相左，殊皆不惬其意者。然在生死所关，不得不求其当，不能为同好护短也。因谓冶攻之兄大仪曰：令侄病势垂剧，急进予方，庶可冀其万一，但主见不定，必为从旁所阻。停看午后至申，两足一冷过膝，则今夜亥子之交，即为令侄入鬼之关矣。冶攻果惑于旁论，勿与服。至酉刻，则自足而上，渐及腰以下俱冷且硬，大仪以予言既验，力催冶攻取药煎之，自戌至亥，尽剂服讫。子时后，由腰至足始温和，五鼓则进粥半瓯，齁齁熟睡矣。守服原方十有余剂，诸症悉愈。愈后未及半月，忽右足大指弯，筋缩而痛，呼号枕席，有外科进乳没等止痛药，益甚。复延予诊，予曰：此因病后心虚少寐，一端悬想，彻夜不已，思虑伤脾，以致脾经血少，不能荣养本经筋脉，所以筋挛而燥痛也，须以归脾去木香加白芍，连服四五剂，则筋自舒，痛自止矣。如言服之果愈。(《潜邨医案》)

评析：本例乃误治而致真虚似实案。热甚、狂妄，似合《黄帝内经》"重阳者狂"，而狂的病因病机多系胃火炽盛所致，无怪乎前医用清胃泻火之剂。然药后狂妄益甚，说明药证有悖。杨乘六氏（《潜邨医案》作者）据其"面色㿠白无神，舌头胖滑无苔，脉气细紧无力"，断为"五脏虚寒，真阳欲脱"，拟于补养剂中重用参附，无奈病家惑于旁论，不敢与服，以致病情垂剧。当此紧急关头，杨氏力肩其任，力促病家给其煎服，守服十余剂，诸症悉愈。案中说："然在生死所关，不得不求其当，不能为同好护短也。"杨氏良好的医术医风，值得称道。

【例16】乌程潘中建季弟浴青感证危治验：乌程潘中建季弟浴青，随中建在京候选，签掣岳阳石邑，赴任回南，一路劳顿，感寒发热，时作微寒，杂用散风发表药数剂，热势渐炽，改用清火养阴药又数剂，热势转甚。比到家，则舌苔已由白而黄，由黄而焦，干厚燥裂，黑如炭色，神思昏沉，手足振掉，撮空自汗，危症蝟集矣。同好周庶瞻、王龙谷皆郡中名手也，见其热势炽甚，以为寒之不寒，是无水也，投以六味饮不应，见其舌黑如炭，燥裂焦干，又以为攻伐太过，阴干枯也，投以左归饮又不应，中建乃邀予相商，予诊其脉，左关尺细而紧，右寸关大而缓，舌体浮而胖。谓中建曰：此证乃阳虚火衰证，即此舌亦非阴亏火旺舌也。盖缘阴盛于内，而复益之以阴，重阴内逼，逼其虚阳于皮肤喉舌之间，故其热益炽，而振掉昏沉，其苔益厚，而焦干燥裂耳。若果系阴亏而火旺，则未有六味、左归滋阴猛进，而舌反加黑，苔反加厚，身反加热者也。夫舌亦有似实而实虚者，审之实清；苔亦有似阳而实阴者，验之宜晰。今以其舌之干燥而责以阴亏，苔之焦黑而责以火旺，就常而论，谁不云是，据理而断，谁得曰非。殊不知阴亏而干燥者，其舌必坚敛，火旺而焦黑者，其舌必苍老，万无干燥焦黑，属阴虚火旺而舌见胖嫩者也。中建大服予论，乃拟养荣汤，用人参五钱，加附子三钱，一剂熟睡竟夜，翌早则舌上干燥焦黑之厚苔尽脱，而变

为嫩红滑润矣。仍用原方减人参二钱，附子一钱五分，连服四剂，回阳作汗，而诸症悉除。(《潜邨医案》)

评析：本例重在辨别舌苔之真伪。案云："夫舌亦有似实而实虚者，审之宜清；苔亦有似阳而实阴者，验之宜晰。"指出了察舌亦须判断真假。并结合患者舌苔的表现，加以分析，认为："殊不知阴亏而干燥者，其舌必坚敛，火旺而焦黑者，其舌必苍老，万无干燥焦黑，属阴虚火旺而舌见胖嫩者也。"以舌之坚敛苍老与胖大娇嫩作为辨别虚实之依据，不为假象所惑，读后发人深省。

【例17】甲子年十月，里中一老仆名廷凤，病初起，发热恶寒，有汗。医又与麻黄汤二剂，此药才服一盏，即刻汗出如雨，人事昏沉，语言错乱，更加大发热，口干烦躁，即刻欲气绝之状。延至天明，其妻来求救。诊之，脉浮大，按之极微。余曰：此本少阴证，误发少阴汗，遂尔成亡阳之证，故汗大出，语言错乱。与真武汤二剂，每剂用参一钱。一日连服二剂，热退汗止，人事清白，少进粥食，再照前药服三剂而起。(《医验录》)

评析："本少阴证"，前医误作伤寒太阳表证，妄用麻黄汤大发其汗，遂成亡阳重症。其辨证要点在于脉浮大，按之极微。误汗后出现的"大发热，口干烦躁"，实为"寒极生热""重阴必阳"的假象，故投温补肾阳而建奇功。此等真假疑似的病证，全凭后医慧眼独具，识得其中真相，不愧是医林高手。

【例18】吴桥治方生，年二十五，内而早起，枵腹而服劳，无何而发热头痛。医以为内热，乃用清凉。三日，汗流昏愦欲绝。桥诊六脉，皆不应指，甚则微若蛛丝，语其父曰：郎君甚危，此虚脱也，急宜重剂温补，即稍缓无及矣。父惟唯唯，一剂而愈，近日乃大安。（始见于《太函集》，亦见于《续名医类案》）

评析：卒然发热头痛，多见于外感热病，故医者常以实证目之。其实发热有外感内伤虚实之分，如李东垣"阴火"论之用补中益气汤甘温除热，即属虚热。本例发热头痛得之"内而早起，枵腹而服劳"，其内伤当可想见，且误用清凉之剂后出现"汗流昏愦欲绝","六脉皆不应指，甚则微若蛛丝"，虚脱已暴露无遗，故医者辨清真假，拨乱反正，改投温补重剂而获立竿见影之效。此案提示我们，临证务必要探求病因病史，四诊合参，尤其要分析用药之正误，不被假象所惑，方能做出正确的辨治。

【例19】张学海业医以疲于临证染时疫，微寒壮热，头痛昏沉，服发散药数剂，目直耳聋，病热增剧，口渴便秘，改用泻火清胃解毒等剂，热尤炽，油汗如珠，谵语撮空，恶候悉具。杨诊之，其脉洪大躁疾而空，其舌干燥焦黄而胖，时满座皆医也，金拟白虎承气，杨以养荣汤，用参、附各三钱与之，曰：服此后当得睡，睡醒则诸脉俱静，诸病俱退，而舌变嫩红滑润矣，第无挠旁议。翌日复诊，果如所言。盖病有真假，凭诸脉；脉有真假，凭诸舌。如系实证，脉必洪大躁疾，而重按则愈有力；如系实火，则舌必干燥焦黄，而敛束且坚卓，岂有重按全无，满舌俱胖，尚得谓之实证也哉！仍用原方减去参、附一半。守服数剂而愈。（《续名医类案》）

评析：虚实疑似之证，临床并不鲜见，特别是危重病证，常可出现假象，本例即是真虚假实之危证。案中提示辨别的着眼点在于舌脉，对临证颇有启发。

【例 20】脉弱无力，心中洞，入夜神昏谵语，面目皆红，烦渴微饮。是劳倦内伤，频与苦辛消导滋阴，阳愈伤则浮越，有虚脱之虑。议用仲景救逆法。

生龙骨 炒黑蜀漆 生左牡蛎 炙甘草 川桂枝木 南枣肉（《扫叶庄一瓢老人医案》）

评析："脉弱无力，心中洞"，显属虚象；"面目皆红，烦渴微饮"，颇似实热之症。薛生白（《扫叶庄一瓢老人医案》作者）根据病因"劳倦内伤"，结合脉象，认为此种"神昏谵语"恶候，系阳伤浮越的"虚脱"之兆，故治疗一反前医苦辛消导，议用仲景桂枝去芍药加蜀漆牡蛎龙骨救逆汤挽救欲脱之心阳。前后对照，可谓失之毫厘，差之千里矣。

【例21】吴永箴翁脾肾虚寒不以标症论治：吴永箴翁，年逾五十，体质丰腴，一日来就诊，云我无他病，昨食肉面等物，又当风易衣，似受风而停食，今腹中不宽，头痛恶寒，祈惠一方。予诊寸口六脉但觉细弱无神，因手探其额，冷而有汗，问其气怯神倦否？曰：有之。予曰：翁非风非食，乃本病也。遂用六君子汤加黄芪、炮姜。翁素信予，服之反增溏泄，腰中酸疼。予思脾阳之虚，由命门火衰，因前方去陈皮、半夏，加肉桂、补骨脂、附子，其人参每剂加用五钱，病遂以瘳。是知医之临证，在合色脉，察其虚实，惧有伏焉。倘徒听病者口中所述，粗心以应之，不几于殆乎！（《赤厓医案》）

评析：汪赤厓氏治学严谨，诊病注重四诊合参，临证必详询病情，周密审察，宜其辨证准确，投药切中肯綮。本例患者自以为是受凉而停食的邪实之病,然汪氏诊得"寸口六脉但觉细弱无神,因手探其额,冷而有汗",还从问诊中得知其"气怯神倦",遂认为"非风非食,乃本病也",用培补脾肾方药而获效。先生深有会地说:"是知医之临证,在合色脉,察其虚实,惧有伏焉。倘徒听病者口中所述,粗心以应之,不几于殆乎!"确是经验之谈,足以为鉴。

【例22】毕俊文翁阴阳两亏见出类中之证:毕俊文翁,年已周甲,形盛而多痰,初冬病寒热,医以为疟,用小柴胡和解,至三发寒后,壮热晕厥,体僵目合,痰涌。夜延予友叶经士兄,谓病重不敢独任,嘱请予议。予至,诊脉洪大不调,按之微弱。予云:脉为阴阳两虚,而痰涌气逆,声如曳锯,已见中脱之候,非真疟也。经兄即嘱予立方，乃以附子理中加熟地等。热退，人事转清，右手足果不遂，语言謇涩，中风之状尽著。改用人参、何首乌、山茱萸、枸杞子、熟地、远志、石菖蒲、附子、肉苁蓉、牛膝、竹沥、姜汁。一月遂平。（《赤厓医案》）

评析：汪氏临证，十分重视脉诊，诊断疾病，特别是辨识疑似真假的复杂病证，常以脉象为凭据，此案即是其例。本例前医以为疟疾，用小柴胡汤和解祛邪，其病益剧。汪氏以脉为据，断为"阴阳两虚"，初诊用附子理中以救厥脱；复诊患者中风之状尽著，故改投治风痱的地黄饮子化裁，一月遂平。足见汪氏诊病犹如老吏断狱，投剂如同明矾澄水，若非学验俱丰，断难有此作为。

【例23】方氏妇目疾，误治变证：方氏妇本体血虚，偶患目疾，眼科认为实火，初用芩连清之，更用大黄下之。饮药一盏，顷忽晕去，舌吐唇外，不能缩入，肢厥脉伏。时已薄暮，急延予诊，谓曰：寒下耗伤真阳，阳气暴脱，势属可畏，速投温补，希冀挽回。方疏通脉四逆汤。药熟不能下咽，令取艾火灸气海、关元数壮，身始动，舌始收；忙灌药一盅，移时又厥；仍令再灸，厥回，复进前药，守至黎明始苏。续进左归饮及滋肾生肝诸剂，病痊目亦明矣。(《杏轩医案》)

评析：此案所谓"目疾"，虽未说明具体症状，但从眼科按"实火"而治，病情骤变昏厥脉伏推测，此"目疾"必属虚火所为，亦即虚阳浮越使然，犹如"戴阳"之证。医者不识，以虚为实，以寒为热，妄投清泻，益耗真阳，故阳气暴脱旋至。当此之时，杏轩先生疏通脉四逆汤，并配合艾灸气海、关元，乃得峰回路转，神苏厥消，其得力于回阳救脱明矣。

【例24】陈祥光，老年劳力感寒。医者不究其内伤色脉，拘定潮热咳嗽，日与外感之药，极力疏散。乃至气急神昏，烦冤莫耐，与之以水，可饮一杯，与之以食，仅尝一口，问其头痛，则云头痛，问其胸紧，便云胸紧。此气脱神昏，与热盛神昏者迥然不同。余察其形羸色晦，黏涎满口，二便如常，按脉冲指，忽散如汤沸腾，知为虚阳上攻，脱绝之候。急与大剂附桂理阴煎，吞黑锡丸数钱，得安卧，重服前药而健。(《得心集医案》)

评析：本例是体虚感寒案，内伤外感兼而有之。前医不辨体质，不究内伤色脉，仅凭潮热咳嗽，以为外感表实之证，极力疏散，以致变证蜂起，已形虚脱。谢星焕氏（《得心集医案》作者）"察其形瘦色晦，黏涎满口，二便如常，按脉冲指，忽散如汤沸腾"，遂辨证为"虚阳上攻，脱绝之候"，与热盛神昏大相径庭。急与大剂附桂理阴煎阴中求阳，复吞黑锡丹镇纳浮阳而健矣。

【例25】己丑年，京畿道胡贷青病剧，延余诊视，舌黑，谵语，不省人事，诸医均以为实热实结，拟用大承气汤。余诊脉，洪而无力，不渴，复以姜片擦舌即淡，症若伤寒，化为虚热，拟用人参竹叶石膏汤。一服便行见效，加减数剂而愈。后月余，舌退一壳，如枳壳，即书中所谓六十样

舌中之铗甲舌，阴亏也。设症不辨虚实，则死生
反掌矣。(《许氏医案》)

评析：舌黑，谵语，不省人事，酷似阳明实
热之症，无怪诸医欲用承气汤攻下。许氏根据脉
洪而无力，舌擦之即淡，遂断为虚火，用人参竹
叶汤气阴两补，清泄虚热，奏效迅捷。同属热证，
有实热虚热之别，治法迥异，补泻有误，祸不旋
踵。案中云："设症不辨虚实，则死生反掌矣。"
金针度人，自当切记。

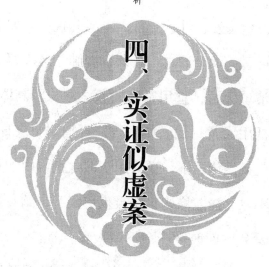

古代名医真假疑似病案赏析

四、实证似虚案

【例1】癸亥十一月，汪以章先生令孙，树人兄，目疾暴发，红紫异常，不能开视，内如火灼，痛不可忍。就余诊之，余谓肝脾肺三经火邪上攻，轻轻清散无益，宜用釜底抽薪之法。因其体质素弱，祗用大黄一钱。如不行，再加用。次日专人索药，又误传已下，遂只用清散之剂，内加石膏，病竟不除。痛益增剧，每至夜更痛甚，约一更后，痛必晕死，四肢厥冷，不审人事，直待一个更次后，方渐苏，一连三夜俱如此。有医谓脉歇至，是虚证，归究前药大黄之误，力言当用参。章翁不敢轻用，过余馆商之，仍同往为诊之，脉数时一止。余曰：脉果歇至，但数时一止为促脉，是热证非虚证。初一剂大黄太轻，未曾得下，邪热内结，故有此症。此谓之发厥，不是发晕，其厥犹伤寒之热厥也，下之自愈。仍用大黄、明粉各三钱，黄连五分，余则赤芍、丹皮、黄芩、胆草、菊花、羌活、防风。服后是夜手足便温，痛亦稍减，不复发厥。半夜大泻三四次，次早双眼顿开，红色退其半，痛亦减大半。再除大黄、明粉，减轻川连，仍服十余剂而后痊愈。(《医验录》)

评析：为医者，贵在认证正确，不为假象所惑。本例目疾，一派火热见症，故医者用釜底抽薪法，以泻实热，本是正治之法。无如误传药后已下，遂改用清散之剂，病重药轻，以致痛势益剧。后医凭"四肢厥冷""脉歇至"，诊断为"虚证"，力言用参。幸病家坚信前医，遂再投大黄、玄明粉泻下，配伍凉肝清火之品，病乃获愈。"有是证即用是药"，此之谓也。又案中对歇至之脉的辨别，颇有参考价值。

【例2】甲子年七月中旬，在省应试，时汪虚老令兄殷候先生亲来迎余，为令爱诊视。令爱适江文澜兄，在省中住家。为其诊脉，两寸微浮，关尺俱沉数，舌有黄苔。问其病由，云自某日起发热，浑身痛，胸腹胀闷，已经七八日矣。医云是停食，日用消导药，时作呕，又加干姜、肉桂。昨五更时，忽大发晕，死去，手足冰冷，牙关紧闭，逾一二时方回。前医又云是虚极。余问有汗否？答云无汗。余曰误矣！此伤寒热结在里之证也，用姜桂则益增其热，是以晕死，非晕死，乃发厥也。热结于内，手足反冷，乃阳厥似阴，宜下之。但两寸脉微浮，仍发热身痛，表邪未尽解，不宜骤下。今仍用表药一剂，使微汗出热退痛止，明日再用大黄，病可立愈矣。不必虑其体虚，体虽虚，而症则实也。用羌活、防风、干葛、柴胡、陈皮、甘草、秦艽、川芎、生姜。一剂服后，微有汗，热退身凉，浑身痛俱止。次日用小承气加减，只用熟大黄二钱。江兄携方与前医，并略知医者酌之，俱云体虚不可用大黄，服大黄要直泻不止。江兄畏而不敢与服，连隔五六日，大便究未通。每日服扁豆、陈皮之类一剂，再只嘱其饿，粒米不许入口。最可恨者，江宁淮扬一带医人，治伤寒，其六经正治之法，全然不知，只是叫病人饿，其中饿死者不知若干。余向在扬州，见病人一饿二三十日，气已将绝，仍不许进粒米，忙劝其家速与粥食，遂不药而起。又见病人饿几死时，万分难忍，暗自偷窃饮食，遂得生者。诸如此类，指不胜屈。可见病死者少，饿死者多。然饿之致死，而病家与医人，决不知是饿死，但云此病不能救。噫！亦何愚也。不思病伤寒者，既受寒邪，伤其元气，又或汗，或吐，或下，重伤其元气，全恃胃气渐回，庶几元气渐复耳。若一饿数十日，胃气何由开，元气何由复乎？即无病人，饿二三十日亦死，况重伤元气之病人乎！但须饮食有节，只宜稀粥，借谷气以养胃气，由渐而进，不宜骤食、多食杂食，以致食复。故伤寒论只戒多食、肉食，恐成食复之症，非谓粒米不可入口也。向有志欲作一伤寒不宜久饿辩，以救无辜饿死之命，终年碌碌，有志未逮，因此症亦令长饿，不觉有感而发。维时病人终日僵卧不动，渐几于殆。适值文澜兄之令叔祖，宗一先生来省应试，即假寓渠宅。文澜兄谈及乃眷病困，某与方未敢服等因。宗一先生切责之曰：某先生真是神仙，有此机缘，恰得诊视，奈何犹不依方服药？遂复浼殷翁来迎余，余仍照前方，嘱令先食粥一碗，以开胃气，再将药服下。但恐大黄轻微，仍打不动耳，毋畏其直泻不止也。服后，果仍不大便。次日仍加玄明粉以润之，大便遂通，腹内顿宽。嘱令听其每日食粥四五碗，由渐而多，断然无碍，不必依本地医生只是长饿。如言日进粥食，不再剂而愈矣。（《医验录》）

评析：本例为阳厥似阴之证，分析极为精辟，恕不赘言。唯案中对伤寒"禁食"之陋习，以"人以胃气为本"为依据，力辟其非，这对纠正时弊，颇有说服力，对当今临床仍有重要参考价值，值得玩味。

【例3】沈明生治给谏姜如农长君勉中，患衄不已，去血盈斗，一月后衄止，复患囊痈，六脉如丝，精神困惫，始犹健饮，渐至饘粥不入。先后医友但云虚而当补，莫测病根所在，于是参、芪不效，桂、附随之，愈补而形愈虚，愈温而气愈弱。最后沈至，时届冬至矣，据脉与症，亦谓当温无疑，独念桂、附太热，姑用补中益气，尝之毫无进退。忽悟吾亦踵其误矣，夫食虽不入，而大便秘结，症类虚寒，而口渴喜饮。盖衄血之来，本因邪火上炽，乃遽用血脱益气之法，衄虽止而热不下，发为囊痈。既溃，疡科又泥寒药不能收口之戒，亦务温补。周旋左右者，目击病人尪羸，又闻众口称虚，强令进食，以久卧床蓐之体，恣噉肥甘，不为运化，是以药食并壅，内热外寒，此病中之病，初非衄与痛所致，宜其愈补而愈不灵也。先哲云：脉浮者谷不化。又云：大实有羸状，误补益疾，其斯之谓与。遂力主清润疏解，以硝、黄为前矛，而大便立通，以芩、芍为后劲，而饮食渐进，如丝之脉，一线添长，久冷之躯，一阳来复，不唯衄血不作，且令疮口易收。孰谓从脉可以舍症，不思而得病情哉！向非幡然易辙，转败为功，人唯知补之不效而已，又安知效之不在补也？此事难知如此。（《续名医类案》）

评析：本例脉细如丝，精神困惫，身形尪瘦，酷似虚证，然迭进补剂，却适得其反，愈补而形愈虚，愈温而气愈弱。沈氏细察病情，“食虽不入，而大便秘结；症类虚寒，而口渴喜饮""遽用血脱益气之法，衄虽止而热不下，发为囊痈"。遂断为真实假虚之证，改投清润疏解，效验随至。案云："人唯知补之不效而已，又安知效之不在补也？"堪称击中要害，令人深思。

【例4】一妇年二十余，形肥，痞塞不食。每日卧至未，饮薄粥一盏，粥后必吐水半碗，仍复卧，经不通三月矣，前番通时黑色。脉辰时寸关滑有力，午后关滑，寸则否。询之因乘怒饮食而然。遂以白术一两五钱，厚朴、黄连、枳实各一两，半夏、茯苓、陈皮、山楂、人参、滑石各八钱，砂仁、香附、桃仁各五钱，红花二钱，分作十帖，每日服一帖，各入姜汁二蚬壳，间三日，以神佑丸、神秘沉香丸微下之。至十二日，吐止

食渐进，四十日平复如故。(《古今医案按》)

评析：俞震曾对此案作过点评："饮薄粥一碗，必吐水半碗，卧不能起，将认作大虚证矣。其辨在于痞塞，及经停之前虽通而黑色也。此内火食积，郁成湿热，上则饮停，下则瘀阻，实证似虚耳。辰时寸关脉滑有力者，辰为气血注胃之时，胃满甚而连及上焦；午后唯关滑，独显胃实之象矣；方主消痰消食、破气活血，加黄连、滑石以清湿热，仍兼人参以鼓舞胃气，使诸药得行其疏通之力；再佐姜汁之辛以开道路，又治呕吐。此真纪律之师，有胜无败者也。然犹有病深药浅之虑，隔三日，以二丸微下，则直捣贼巢，病根可拔矣。"点出了本例辨疑似、识真假的着眼点，并对病因病机作了分析，对处方用药予以解读，确实抓住了要害，读后启发良多。

【例5】孙东宿治武进邑宰孙康宇媳，年十六，初产女艰苦，二日偶感风邪，继食面饼。时师不察，竟以参、术投之，即大热，谵语口渴，汗出如洗，气喘泄泻，泻皆黄水无粪，一日夜不计遍数，小水短少，饮食不进，症甚危恶。时当暑月，女科见热不除，用芩、连等药症益甚，乃重用参、术、肉果、干姜等止泻，泻不减，热反剧，喘汗转加，谵语不辍，医悉辞去。孙往诊之，六脉乱而无绪，七八至，独右关坚硬。踌躇久之，因思暑月汗出乃常事，但风邪、面食、瘀血皆未消熔，补剂太骤。书云：蓄血如见鬼。治当消其瘀食，解其暑气，犹可图生，勿遽弃也。乃用益元散六钱，解暑清热为君。仲景云渴而小便不利者，当先利其小便，况水泻犹当用之为君也。以楂肉三钱为臣。红曲、泽兰叶各一钱五分，消瘀血，安魂为佐。香附、橘红、半夏、茯苓以统理脾气为使。京三棱五分，消前参、术，决其壅滞为先锋。水煎服后即稍睡。计两日，连进四剂，热减泻止，恶露略行，脉始有绪。前方去三棱、红曲，加扁豆，而热全退，便亦实。改用四君子汤加益元散、青蒿、香附、扁豆、白芍，调理而平。(《古今医案按》)

评析：清代医家俞震评曰："此案实证似虚，病之能惑人也如此。但用芩、连而症益甚，用参术兼温药而更加剧，亦将束手无策。孙公之得间处，在右关独坚硬。信乎！善治病者，必善辨脉也。若粗工见其证极沉重，脉又七八至，乱而无绪，不遑细辨，此女何由得生？今从辨脉得病情，用药自游刃有余，而药之得力处，又在京三棱五分也。"其分析之精当，令人叹为观止。

【例6】江景岳翁病疫大实似虚肢体如塑不能动移：江景岳翁，因劳染疫，身热口干，呢喃呓语，四肢不举，僵卧如塑，扶起则头倾视深，毫不能动。予以为大实有羸状，不信，医为汗之，而病如故。医又疑其正虚，用归脾等补剂，病人云此药甚好，心中方有把握，遂更进一服，至夜半血热甚，舌黑唇裂，浑身瞤动，反昏愦不语，循衣摸床，目睛不转。凡乡城有名者率请至，咸谓不治，本家议备后事，勿复与药矣。予以脉尚可救，急与生地黄、人中黄、黄芩、麦冬、犀角、枳实、花粉等剂，热减神清，再剂则所见危症皆退，生机勃然矣。但久未更衣，而阴津已为热耗，即于前方增减，少加大黄外，仍用蜜导，大便遂通，余邪尽去，乃渐次调补以起。(《赤厓医案》)

评析：本例症状极似虚证，前医辨识不清，误用归脾等补剂，病情益剧，以致夜半热甚、舌黑唇裂、神昏不语等热盛津伤之象暴露无遗，已濒危。汪赤厓氏据症投以滋阴清热解毒之剂，遂化险为夷，沉疴立起。"无盛盛，无虚虚"，此之谓也。

【例7】邑尊王公署中谭幕友疫邪从症不从脉：邑尊桐冈王公，署中谭幕友病疫，神昏谵语，身热恶热，口苦耳聋，扬手掷足。医以阳证阴脉为难治，公乃延予。予曰：此脉厥也。邪在少阳阳明，热盛气壅，故脉厥。但时疫与伤寒所受不同，诸名家论之详矣。临证制宜，不可拘执。如此脉症，当兼清下以解其毒，可无忧也。公问愈期，予曰：七日可愈。遂仿大柴胡汤，柴胡、黄芩、芍药、枳实、石膏、大黄，为之两解，果如期而愈，公自是加敬焉。（《赤厓医案》）

评析：疫病而出现"脉厥"，吴又可《温疫论》早有专篇记载，谓："温疫得里证，神色不败，言动自如，别无怪证，忽然六脉如丝，微细而软，甚至于无，或两手俱无，或一手先伏，察其人不应有此脉，今有此脉者，皆缘应下失下，内结壅闭，营气逆于内，不能达于四末，此脉厥也。亦多有过用黄连、石膏诸寒之剂，强遏其热，致邪愈结，脉愈不行。医见脉微欲绝，以为阳证得阴脉为不治，委而弃之，以此误人甚众，若更用人参、生脉散辈，祸不旋踵，宜承气缓缓下之，六脉自复。"对"脉厥"的临床表现、形成机理、治疗方法和注意事项作了精辟的阐述。对照本例，虽然临床表现有所不同，但其病理机制如出一辙，故汪氏采取清泻解毒之法，果如期而愈，其借鉴《温疫论》之明训，跃然纸上。

【例8】吴涵斋先生腹痛为食积补之则逆：吴涵斋先生，为江越门先生门人，以编修告假在籍，留予寓店中一载，恨相见之晚也。先生一日，腹中大痛而喜按，自汗出，肢冷至肘，浑似虚状。众议欲投温补，予曰：脉虽弦细，而右关沉滑，此食填太阴，温之固当，若以汗厥为虚而用补，是逆之也。与槟榔、枳实、厚朴、炒山楂、峡曲、炮姜、砂仁。一服良已。乃侄步昆兄，前病愈，月余复病，与先生略同，更加呕吐痰食，切其脉沉细而无力，与以参术补剂，亦一服而瘥。故症同诊异，攻补殊施，不然刻舟求剑，鲜有不误者矣。(《赤厓医案》)

评析：本案载病2例，其一是食填太阴致腹痛、汗出、肢厥，断为实证；其二与例1症状类似，断为虚证。其间辨证的着眼点在于前者右关脉沉滑，后者脉沉细无力。因其虚实迥异，故例1以消导收功，例2以温补得安。汪氏谓："症同诊异，攻补殊施，不然刻舟求剑，鲜有不误者矣。"金针度人之语，自当铭记在心。

【例9】曹尊山翁乃郎食牛肉成积咳嗽潮热医

皆以劳瘵治：曹尊山翁四乃郎，年近三十，胸膈不宽，胃口隐隐作痛，嗽不绝声，痰多，颊赤，至午后则发热咽干。歙之名医，皆以虚怯难疗。近则食少而胀，肉削神疲，已逾三月矣。予为诊之，左手软弱，右寸关滑数，不似真损之脉，形虽瘦而色不夭。予曰：诸医云何？伊谓：诸公以久咳痰多为肺损，食少肉削为脾损，颊赤发热咽干为肾损，且以胃口胀痛，必至呕血死，不知犹有可救否？予细询起病之由，所嗜之物，伊云：前曾食过牛肉二次，后半月即病，因以手按其胃脘则痛甚。予恍然曰：子病得之食毒牛肉，肉积不化，故胃口胀痛，积久成热，而痰嗽、潮热诸病生焉。子不记忆，医不详问，妄言虚劳，是谓实实，以至酿成大患，尫羸至死，尚不觉悟，予今为子逐积，则诸病可已。遂以小承气汤加牛骨灰、山楂炭下之，次日黎明，其兄叩门告予曰：昨药真神丹也，服后腹作阵痛甚厉，顷欲大便，所下皆紫黑秽腐，胸膈宽快，热嗽顿减矣。再与平剂调养，未浃旬，人已脱然，故药唯期对症，如以匙勘钥，其效之神速如此。（《赤厓医案》）

评析："大实有羸状""至虚有盛候"，这是警示医者辨别疑似病证的名训。观此案，久嗽、颊赤、午后发热咽干、肉削神疲，颇似痨瘵，无怪乎众医"皆以虚怯难疗"。汪氏切其脉"右寸关滑数"，认为"不似真损之脉"；结合望诊"形虽瘦而色不夭"；更从问诊中得知患者有伤食病史，遂认定胸膈不宽、胃脘作痛等症是由积滞引起，治遵"无盛盛，无虚虚"的法则，径投承气攻下，俾积滞得以宣通，诸恙顿减，继与平剂调养而愈。

本案辨证贵在"四诊"结合，于扑朔迷离病情中识别疑似，分清真假，从而抓住疾病本质治疗，故使沉疴痼疾霍然而愈。

【例10】家杜参再侄腹痛喜按为宿食实证：家杜参再侄，腹痛不可忍，脉右关沉滑而数，自云连日困于酒食，向来大便，每日一次，今腹中大痛，大便三日未行，然腹下痛处，必以物重按住，痛势稍缓。诊脉之时，仍以小枕抵腹，予按昔人辨痛之法，则云按之痛甚者为实，按之不痛者为虚，乃杜参极喜重按，似属虚矣。然脉滑为食，数则为热，又属实矣。仲景云寸口脉涩，知有宿食，当下之。又云腹中满痛，此为实也，当下之。盖宿食之脉，初则沉滑，久则反涩。杜参停食未久，故滑而不涩，况伤食恶食，大便愆期，腹满而痛，且按之不过稍缓，而痛仍在，其为实无疑矣。遂以木香、厚朴、炒山楂、枳实、大黄下之。二剂，大便方行而愈。因忆仲景治腹中受寒，上下痛而不可触近者，用大建中汤。薛氏治胎堕后，服破血药，腹痛拒按，用八珍汤。彼此参看，知医理不可执一，是在神而明之耳。(《赤厓医案》)

评析：腹痛有虚实之分。一般来说，痛而喜按为虚，拒按为实。本例腹痛喜按，貌似虚证，然汪氏诊得脉象沉滑而数，参合患者有伤食史，遂诊断为宿食停滞所致，治遵仲景宿食当下之训，方用小承气汤加消导之品，药到病除。汪氏察病之细致，辨证之重视诊脉，于此可见一斑。

这里值得一提的是，辨别真假疑似之病证，

古代医家常以脉为依据，但脉象亦有真假，不得不引起重视。兹爰引《景岳全书·脉神章》一段论述作为借鉴：真实假虚之候，非曰必无，如寒邪内伤，或食停气滞，而心腹急痛，以致脉道沉伏，或促或结一证，此以邪闭经络而然，脉虽若虚，而必有痛胀等症可据者，是诚假虚之脉，本非虚也。又若四肢厥逆，或恶风怯寒，而脉见滑数一症，此由热极生寒，外虽若虚，而内有烦热、便结等症可据者，是诚假虚之病，本非虚也。大抵假虚之证，只此二条。若有是实脉，而无是实证，即假实脉也；有是实证，而无是实脉，即假实证也，知假知真，即知所从舍矣。近见有治伤寒者，每以阴脉作伏脉，不知伏脉之体，虽细虽微，亦必隐隐有力，亦必明明有证，岂容任意胡猜，以草菅人命哉！仁者必不然也。

【例11】安徽富藩台堂夫人病疫，初起但寒不热，头晕眼花，腰体疼痛。医者误认虚寒，用六味加杜仲、续断、牛膝、木瓜。两服后，昏沉如迷，呼吸将绝，并不知其为病所苦。令叔五公，现任兵部郎中，邀予往看。诊其脉沉细而数，稽其症面颜红赤，头汗如淋，身热肢冷，舌燥唇焦。予曰：非虚也，乃疫耳。五曰：种种形状是虚，何以言疫？予曰：若是虚证，面颜不至红赤，舌不焦，唇不燥，通身大汗，乃元阳将脱之象，岂独头汗如淋，身热肢冷哉？大剂决不敢服，暂用凉膈散，清其内热，明日斑疹微露，证自明矣。次日斑点隐隐，含于皮内。五见骇然曰：几误矣。即投败毒中剂，加大青叶钱半，升麻五分。次日周身斑见，紫赤松浮，身忽大热，肢亦不冷，烦躁大渴。即换大剂，石膏八两，犀角六钱，黄连五钱，加生地一两，紫草三钱，大青叶三钱。连投二服，斑转艳红，唯咳嗽不止，痰中带血粉红。此金被火灼，即按本方加羚羊角三钱，桑皮三钱，棕炭三钱，丹皮二钱。又二服，嗽宁血止，色转深红，热亦大减。照本方去紫草、羚羊、桑皮、棕炭。减生地五钱，石膏二两，犀角二钱，加木通钱半，滑石五钱，以小水不利也。又二服，诸症已减十分之六，犹用石膏二两四钱，犀角二钱，黄连钱半，生地四钱，去木通、滑石。又二服后，用犀角钱半，黄连八分，石膏八钱，加人参一钱，当归一钱，麦冬三钱，五味子五分。连服二帖，饮食倍增，精神渐旺矣。(《疫疹一得》)

评析：本例初起头晕眼花，腰体疼痛，颇类虚证，故前医投以补剂。药后病情突变，险象丛生，经余氏细察，患者热象毕露，遂诊为疫，于是药用凉膈散清泄内热，乃得斑疹微透，疫疹明矣。继则毅然决然地投以清瘟败毒饮，不数剂，病获转机。其后出现痰中带血、小水不利等症，随症加减药物，变换剂量，终告痊愈。

【例12】曾治白以采，患腹痛作泄，愈月不愈，姜、附服过无数。其人禀气素盛，善宴啖肉食，因自恃强壮，病中不节饮食而酿胃实之证，大便转闭，自汗出，昏愦不省人事，谵语狂乱，心腹胀满，舌苔焦黄，干燥开裂，反通身冰凉，脉微如丝，寸脉更微，殊属可疑。予细察之，见其声音烈烈，扬手掷足，渴欲饮冷，而日夜不寐，参诸腹满等症，则胃实确无疑矣。更察遍身冰冷，厥热亢极，格阴于外也。脉微者，结热阻结中焦，

营气不达于四肢也，正所谓阳极似阴之证。急于
大承气汤一剂无效，连服四剂无效。予因忖道，
此证原从三阴而来，想有阴邪未尽，观其寸脉，
其事著矣。竟于大承气汤中加附子三钱以破其阴，
使各行其用，而共成其功。服一剂得大下，寸脉
即出，狂反大发。予知其阴已去矣，附子可以不
用，单投承气，病势略杀，连服四剂。前后芒硝、
大黄各服半斤而安。可见三阴寒证，因有宿食，
转属阳明而成结燥者，有如是之可畏也。(《齐氏
医案》)

　　评析：本例从其症状来看，便闭，谵语狂乱，
心腹胀满，舌苔焦黄，干燥开裂，实也；通身冰
凉，脉微如丝，虚也。虚实疑似之间，有赖医者
鉴别。齐氏细察之，见其声音烈烈，扬手掷足，

渴欲饮冷，参诸腹满等症，毅然决然地断为"胃实"之证。于是采用大承气汤下之，病获转机。至于"脉微""身冷"，齐氏释之为"结热阻结中焦，营气不达于四肢也"。如是重症危疾，得以辨清疑似真假，正确诊断，洵非久经临床阅历有得者不能为之。

【例13】张友三室，去春受孕后，忽梦见其亡妹，而妹之亡也，由于娩难。心恶之，因嘱婢媪辈广购堕胎药饵服，卒无验。冬间娩子后亦无恙，自疑多饵堕胎药，元气必伤，召朱某治之。述其故，朱即迎合其意，而断为大虚之候。且云：苟不极早补救，恐延蓐损。病者闻而益惧，广服补剂，渐至卧榻不起，多药弗效。延至仲春，族人张镜江为邀孟英视之。不饥不寐，时或气升，面赤口干，二便秘涩，痰多易汗，胸次如舂，咽有炙脔，畏明善怒，刻刻怕死，哭笑不常，脉至左部弦数，右手沉滑。曰：此郁痰证误补致剧也，与上年李健伯令正之病情极相类。第彼已年衰而伤于忧思谋虑，是为虚郁；此年壮体坚，而成于惊疑惑惧，是为实郁。虚郁不为舒养而辄投温补，则郁者愈郁，而虚者愈虚；实郁不为通泄而误施温补，则郁不能开，而反露虚象，所谓大实有羸状也。医者但云补药日投，虚象日著，不知虚象日形，病机日锢，彼岂故酿其病，而使之深耶？亦是一片仁心，无如药与病相僢而驰，盖即好仁不好学之谓耳。余非好翻人案，恐不为此忠告，未必肯舍补药而从余议也。病者闻之大悟，即授小陷胸合雪羹，加菖蒲、薤白、竹茹、知母、栀子、枳实、旋、赭出入为方，吞当归龙荟丸。三剂后，蒌仁每帖用至八钱而大解始行，各恙乃减。半月后，心头之舂杵始得全休。改用清肃濡养之法，调理匝月，汛至而痊。（《王氏医案三编》）

评析：朱丹溪尝谓："气血冲和，万病不生，一有怫郁，诸病生焉。"患者其病得之惊疑惑惧，以致气机郁滞，痰湿由生，故王氏称其为痰郁实证。究其病史，曾多饵堕胎药，无怪乎病者疑元气大伤，医者恐延蓐损，于是广投补剂，其郁愈固。王氏独具慧眼，认为此乃"大实有羸状"，遂投清热祛痰、宣郁通络之剂，诸恙悉减，终至痊愈。本例的治疗经过，对照《黄帝内经》"无盛盛，无虚虚"之训，足以发人深思。

【例14】熊清平乃郎，将冠，得温热病，自

以感冒法治之，已不中病。延医更谓阴虚，投以
六味地黄汤，益不中病。迁延旬日，胸腹饱胀，
稍按甚痛，潮热渐退，四肢冰冷，手足爪甲皆黑，
舌苔干燥，口不知渴，与之以水则咽，大便五日
未通，小便赤涩而少，咽喉肿塞，口不能言，耳
聋不知所问，六脉举按皆无。医者不审热深厥深
之旨；郁热蓄盛，脉反滞涩之变；热甚神昏，口
不知渴之情；复不将望闻问切四字校勘，仅守发
厥脉伏之假象，冒为真据。且将胸腹饱胀，为阴
寒上逆，而可按拒按，置之不辨。咽喉肿塞，妄
为虚阳上浮，而色之赤白、口气温冷，又置之不
辨。又以大便燥结，谬为阴凝不化，而痞满实坚
全具，又置之不察。直将一切内热明证，概为假
热，竟用四逆汤，附子用到一两。清夫妇疑而未
进，就诊于余。内外一探，知为温热重病，阳邪

亢热已极，反兼寒化，如酷暑雨雹之象，势亦在危。而细勘详询，明是在表失表，在里失里，酿成极重热证。再诊其脉，举按虽无，而沉候至骨，劲指甚坚，根蒂未绝，喜其可治。因谓曰：此大热证也。遂疏黄连解毒汤合普济消毒饮，重加大黄，嘱其日夜两剂，务俾大便通则火不伏，而厥可回，脉可出。清因二医一用附子、干姜，一用黄连、大黄，冰炭莫辨，无所适从。然其妇急欲将余方购药。而清究不能决，更延一医，匆匆一视，又谓为阴毒。其妇曰：生死有数，若服谢先生药，死亦无恨。清因妻意甚坚，勉为煎就，意仍狐疑。其妇强为徐灌，约二时之久，一剂已终，小水甚长，即索水饮。清见人事略醒，复煎一剂。是夜连得大利，果厥回脉出。次早复视，更以凉膈散，重服清胃药而健。后置酒于家道谢，清因述曰：众医谓为阴寒，独先生断为阳热，小儿几希之命，固蒙再造，但承赐妙方，若非内子坚意，几乎误矣！余惊疑之，嫂何以独信予也？适其妇出房道谢，其妇曰：先生初视之时，面有忧色，是忧其难治也。及诊毕而踌躇深思，是思其可治也。至再诊而面忽有喜色，是喜其得法也。且审症而战战兢兢，疏方乃洋洋溢溢，是直无所疑也。先生慎重若斯，无疑若斯，予复何疑？余闻言深为叹服。夫医家望闻问切，而望居其首，业医者往往忽之。今熊妇竟能望医之神色而知医，吾辈昧昧，不且有愧于妇人乎！（《得心集医案》）

评析：本案通过对症情层层剖析，区分真假，最后诊断为"温热重病"，采用解毒泻下之品而病获转机。案云："医者不审热深厥深之旨；郁热蓄盛，脉反滞涩之变；热甚神昏，口不知渴之情；复不将望闻问切四字校勘，仅守发厥脉伏之假象，冒为真据。"指出了临床须细审病情，知常达变，能于扑朔迷离中识得真象，方不致误。同时，还强调四诊合参的重要性。此等佳案，极为珍贵，值得仔细品味。

【例15】吴聚群令爱，发热头昏，目珠上视，四肢逆冷，然唇燥溺短，病情已露于外。而医者泥其发厥，更见其软弱轻飘飘倦，欲以灯火、姜、附急施。适余至而切止之。因辨之曰：此夹食伤寒证也。虽四肢为诸阳之本，因食停胃中，加以新寒外入，以致胃气抑郁不能四达，故发厥而昏沉，乃大实有羸状，即此类也。且既无吐泻之因，又非汗下之后，此先热后厥，明是热深入厥

深之病，安得认为阴证耶？以槟榔丸一剂，下出
胶黏之物一团，而人事遂醒。但厥回复厥，更以
四逆散升散表邪，推泄里热，复微热微汗，而诸
逆悉解。似此人鬼关头，不过先攻后和两法，未
费周张，二剂以生。此阴阳疑似之症，最宜详辨。
(《得心集医案》)

评析：伤寒夹食，邪滞中宫，以致胃气抑郁
不能四达而肢厥，这与阳脱厥逆，大相径庭。本
例病情危重，险象蜂起，当此热深厥深的"人鬼
关头"，若辨证不清，以实为虚，误投解热剂，不
啻火上加油，死生立判。案云："此阴阳疑似之
症，最宜详辨。"洵为阅历有得之见。

【例16】郭大兴之子，因食桃李甚多，腹痛

口渴，四肢厥冷，泄泻半日，饮水即吐，以后大便不通，人事虽困，然吐声甚洪，痛声甚厉，舌虽不燥，而唇极焦。一医不明先泄后闭之义，更不细审内伏之情，且不知沉涩之脉，妄谓无脉，迫以附子理中急投。余见而止之。与左金合四逆散，加玄明粉五钱，下秽物甚多而痊。盖桃李生硬难化之物，最能助肝犯土，阻格中焦，以致胃气抑遏，故腹痛而厥，乃阳不能舒布之象。起先腹痛下利，不过热结旁流之泄。究竟燥结未下，故虽利而痛不减。后因水入即吐，肠中槁而无下利矣。古云：食不得入，是有火也。且因吐泻甚频，舌虽不燥，而唇已焦，势虽笃而声甚厉，种种明证，如宝炬当空，幽怪悉显。奈何其医匆匆不察，遂有毫厘千里之差。古谓医者意也，如操舟之工，如对敌之将，其可不尽心乎？

左金丸　四逆散（《得心集医案》）

评析：本例辨证的关键在于"人事虽困，然吐声甚洪，痛声甚厉"，此凭闻诊以判实证；"舌虽不燥，而唇极焦"，此凭望诊以明证实。"不知沉涩之脉，妄谓无脉"，是批评前医不精脉诊；见"四肢厥冷""吐泻甚频"，欲急投附子理中，是批评前医不精医理，误认为是阳虚重症。如是真实似虚之证，若妄用温补，势必祸不旋踵。案中云医者"如操舟之工，如对敌之将，其可不尽心乎"，乃形象比喻之辞，可谓座右之铭。

【例17】吴双龙乃室，得伤寒病，信巫不药，渐至潮热大作，胸前板结，谵语耳聋，数日未食，犹不服药，遂尔神识昏迷，眼翻牙紧。合室惊惶，延余治之。脉得细涩，十指微冷，面色黄白，问之不饮汤水，潮热时有时无，俨然虚极之象。细审此症，寒邪成热为阳，其反成阴候者，古人谓大实有羸状，即此类也。又河间云：郁热蓄盛，神昏厥逆，脉又滞涩，有微细欲绝之象，使投以温药，则不可救矣。盖其初原因伤寒失表，遂入于里，寒郁成热，热极变寒，理宜表里两解，治以柴胡、薄荷、菖蒲、大黄、枳实、甘草等味，急服两剂，连泄三次，潮热大作，口反大渴，知其里舒热出。三焦经络之热，法当清之，以竹叶石膏汤四剂而安。

竹叶石膏汤仲景

竹叶　石膏　人参　甘草　麦冬　半夏　粳米　生姜（《得心集医案》）

评析：本例潮热、胸板、谵语、神昏、眼翻、牙紧，大实之象显而易见，如无脉来细涩、十指微冷、面色黄白，俨似虚极之候。谢星焕氏（《得心集医案》作者）细审此症，并爰引刘河间"郁热蓄盛，神昏厥逆，脉反滞涩，有微细欲绝之象"，遂舍脉从症，毅然决然地诊断为实热之证，投以双解之剂而获卓效。

【例 18】癸巳，余客都门，有王某房事后，忽病憎寒振栗，体倦神疲，医以为色欲内伤，准是阴证，投以温剂。数日，神识昏愦，转重转危，来延余诊。切其脉，细而涩，酷肖虚寒，唯口燥唇焦，便闭溺赤，其象与阴证迥殊，知是邪热内郁。遂合凉膈散、解毒汤为方，二剂，诸症悉减。再承是方，清理而愈。按此症，乃真热似

寒、真实似虚之假象也，谬以阴证目之，岂非大误。(《诊余举隅录》)

评析：口燥唇焦，便闭溺赤，分明是实热之证，无如脉来细涩，又酷似虚寒之象。当此疑似难辨之际，全凭医者之学验，以别真假。其实，本案乃舍脉从症的范例。知其常而达其变，临证务必掌握。

【例 19】同乡张七兄名守秩，其夫人患痢疾，屡治不效。托其戚梁某转邀余视之，则年五十余，人甚枯瘦。诊其脉，浮数特甚。问发热否？曰：热甚。问：渴否？曰：渴甚。余曰：若然，则腹必胀痛也。曰：然。乃告张曰：外似虚，却是实证，非下之不可。张不然其说，曰：体素虚，况痢则愈虚，再下之恐不相宜，万一病不可补，微利之可乎？余告以利之无益，若再迟数日，恐内蕴攻胃，成噤口也。张不得已，嘱余开方。余以大承气汤进。归经数日，又请往视，余曰：此病当大效，何迟迟至是。问来人，则前方恐过峻，减去芒硝故也。乃告其来人曰：归语张某，不服芒硝，勿望余治也。来人归以实告，张勉强加芒硝服之，越半时腹中如坠，暴下如血块数次，病者气乏而卧，痢亦止矣。越日遣人又问，告曰：病已去，不必再下，但病实伤阴，以芍药汤和之，数剂则无误矣。归遂服芍药汤，半月而安。中秋备物作谢，言之始知其详。(《醉花窗医案》)

评析：本例痢疾患者，其人体质素虚，"人甚枯瘦"，貌似虚证，所谓"大实有羸状"是也。然王埙氏（《醉花窗医案》作者）认为"外似虚，却是实证"，其依据何在？因症见发热、口渴、腹胀痛、脉浮数，实热之证，明矣。故王氏坚用大承气汤泻下实热，遂获显效，善后用芍药汤调和气血而安。

附：主要引用医案书目版本说明

石山医案　　（明）汪机　明崇祯癸酉六年（1633年）刻本

校注妇人良方（明）薛己　《薛氏医按二十四种》明刻本

名医类案　　（明）江瓘　清乾隆三十五年庚寅（1770）

　　　　　　　　新安鲍氏知不足斋刻本

慎柔五书　　（明）胡慎柔撰　　（清）石震　顾元交编订　清

　　　　　　　　顺治三年丙戌（1647）石震刻本

陆氏三世医验（明）陆嶽　陆桂　陆士龙　清道光十八年戊

　　　　　　　　戌（1838）刻本

冰壑老人医案（明）金九渊　明崇祯刻本

温疫论　　　（明）吴有性　清康熙四十八年己丑（1709）

　　　　　　　　刻本

寓意草　　　（清）喻昌　明崇祯十六年癸未（1643）

　　　　　　刻本

两都医案　　（明）倪士奇　明·崇祯刻本

里中医案　　（明）李中梓撰　（清）李延罡编　清抄本

脉诀汇辨　　（清）李延罡　清康熙五年丙午（1666）

　　　　　　刻本

旧德堂医案　（清）李用粹　三三医书本

素圃医案　　（清）郑重光　珍本医书集成本

马氏医案并附祁案王案（清）马俶　清刻本

东皋草堂医案（清）王式钰　清康熙刻本

四明医案　　（清）高斗魁　清光绪十年甲申（1884）《医

　　　　　　宗己任编》有鸿斋刻本

薛案辨疏　　（明）薛己撰　（清）钱临疏　国医百家本

潜邨医案　　（清）杨乘六　清乾隆十年乙丑（1745）御

　　　　　　三堂刻本

医验录　　　　（清）吴楚　抄本

洄溪医案　　　（清）徐大椿　清咸丰七年丁巳（1857）海

　　　　　　　　昌蒋氏衍芬草堂刻本

续名医类案　　（清）魏之琇　1957年人民卫生出版社据信

　　　　　　　　述堂藏版影印

古今医案按　　（清）俞震　清光绪九年癸未（1883）吴江

　　　　　　　　李氏刻本

赤厓医案　　　（清）汪廷元　清乾隆四十七年壬寅（1782）

　　　　　　　　刻本

疫疹一得　　　（清）余霖　1956年人民卫生出版社影印道

　　　　　　　　光八年延庆堂刻本

锦芳太史医案求真初编（清）黄宫绣　清嘉庆四年己未

　　　　　　　　（1799）家刻本

齐氏医案　　　（清）齐秉慧　清嘉庆十一年丙寅（1806）

　　　　　　　　刻本

杏轩医案　　（清）程文囿　珍本医书集成本

仿寓意草　　（清）李文荣　三三医书本

尚友堂医案　　（清）方略　清道光二十六年丙午（1846）

尚友堂刻本

王氏医案三编（清）王士雄撰　徐然石编　1918年集古阁

石印本

得心集医案　　（清）谢映庐　珍本医书集成本

诊余举隅录　　（清）陈廷儒　珍本医书集成本

雪雅堂医案　　（清）张士骧　绍兴医药学报社铅印本

余听鸿医案　　（清）余景和　海虞寄舫铅印本

萧评郭敬三医案　（清）郭敬三撰　萧尚之编　1944年泸县

嘉明镇正光石印局本

醉花窗医案　　（清）王堉　山西科学技术出版社1985年版

也是山人医案　（清）也是山人（待考）　珍本医书集成本

孟河费绳甫先生医案　　（清）费承祖　市三南本